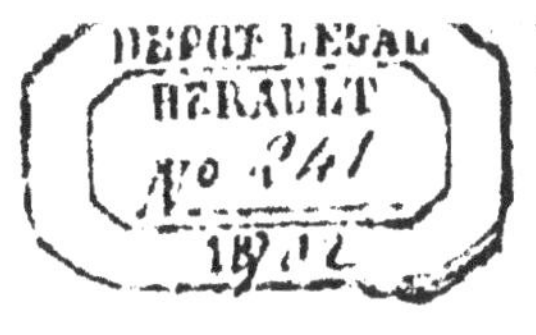

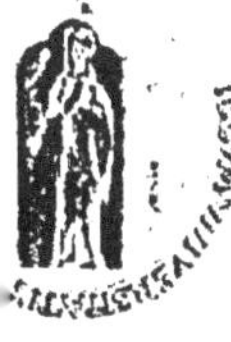

Docteur Joseph MARTRE

De l'Influence
de
l'Électricité Statique
sur la Vie Organique

MONTPELLIER

G. FIRMIN MONTANE ET SICARDI

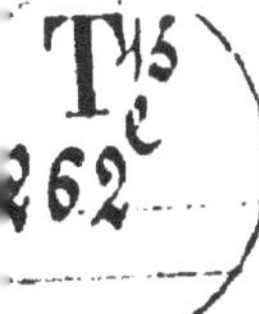

TRAVAIL DU LABORATOIRE DE CHIMIE BIOLOGIQUE

DE L'INFLUENCE

DE

L'ELECTRICITÉ STATIQUE

SUR LA VIE ORGANIQUE

RÉSULTATS OBTENUS CHEZ L'HOMME PAR L'ANALYSE URINAIRE

PAR

Joseph MARTRE

DOCTEUR EN MÉDECINE

INTERNE DES HOPITAUX DE PERPIGNAN
AIDE PRÉPARATEUR (CONCOURS 1896)
CHEF DES TRAVAUX ET PRÉPARATEUR DE CHIMIE BIOLOGIQUE (1899-1902)

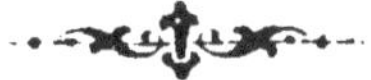

MONTPELLIER

IMPRIMERIE Gustave FIRMIN, MONTANE et SICARDI
Rue Ferdinand-Fabre et Quai du Verdanson

1902

A MES PARENTS

J. MARTRE.

M. le Professeur VILLE

A mon Frère, M. le Docteur Jean MARTRE

A M. le Docteur Joseph BOSC

Reconnaissance d'un « Télémaque à son Mentor ».

A mes Amis

J. MARTRE.

Nous remercions M. le professeur Ville d'avoir bien voulu accepter la présidence de notre thèse ; nos premiers pas dans le dédale de la chimie biologique ont été dirigés par lui et par M. le professeur-agrégé Moitessier ; qu'ils reçoivent ici l'expression de notre vive reconnaissance.

M. le professeur-agrégé Galavielle a particulièrement droit à notre gratitude ; nous ne saurions trop le remercier de la bonté qu'il a toujours eue pour nous.

Nous ne saurions oublier non plus la bienveillance avec laquelle nous a reçu M. le Dr Pierre Bosc ; il a suivi le cours de nos études avec le plus vif intérêt et nous a donné la dernière marque de bienveillance en laissant à notre disposition, au moment de nos recherches, toute son installation électrique. Aussi, ne pourrons-nous jamais nous libérer de la dette de reconnaissance contractée envers lui.

INTRODUCTION

Nous avions l'année dernière, en collaboration de MM. Denoyes et Rouvière (1), recherché les variations de l'excrétion urinaire sous l'influence de l'autoconduction (haute fréquence) ; les résultats obtenus m'ont suggéré l'idée de voir quelle était l'influence de l'électrisation statique sur cette même excrétion et de rechercher en outre quels renseignements on pouvait en obtenir pour interpréter son influence sur les combustions intra-organiques.

Des résultats divers et même contradictoires avaient été obtenus par des hommes dont la compétence n'est pas à discuter, et le dernier travail important sur ce sujet (M. Yvon), donnait des conclusions infirmant toute action de l'électricité statique sur l'homme physiologique. Pourtant, ce résultat surprit le monde scientifique, et les électriciens en général n'en furent pas peu étonnés ; le règne animal comme le règne végétal avaient réagi, chacun à sa façon il est vrai, à ce mode d'application électrique, et il paraissait peu rationnel que l'homme physiologique fût absolument rebelle à son influence.

----

(1) Denoyes, Martre et Rouvière, Académie des Sciences, 1ᵉʳ et 15 juillet 1901. Notes présentées par M. le Dᵣ Arsonval.

En outre, l'étude de M. Yvon, au point de vue de la sécrétion urinaire, était à peine ébauchée, car il n'avait dosé que l'urée et l'acide phosphorique ; aussi ses conclusions étaient-elles hors de proportion avec l'insuffisance de ses analyses.

De plus, les autres travaux étaient encore bien incomplets et le peu de rigueur des méthodes alors employées en analyse urinaire leur avaient donné des résultats peu scientifiques.

C'est donc cette diversité d'opinions émises et, en outre, l'insuffisance de preuves apportées d'un côté et de l'autre qui nous ont engagé à aborder cette étude. Il serait téméraire de croire un seul instant que nous ayons pu résoudre ce problème aussi ardu et aussi profond. Il faut, en effet, pour élucider cette question, des expériences nombreuses, longues et compétentes, accompagnées d'analyses plus complètes et plus minutieuses que celles que l'on peut faire actuellement ; il faut remarquer, en effet, que si les analyses d'urine ont fait aujourd'hui de réels progrès, il reste encore beaucoup à faire là-dessus. Mais, en attendant, nous y avons donné tous nos efforts et nous avons apporté dans nos recherches deux méthodes d'investigation relativement récentes, dont les renseignements sont très précieux : la toxicité et la cryoscopie.

Il y avait certainement là beaucoup de travail à la fois pour un seul et nous n'aurions pu y suffire; aussi sommes-nous heureux de pouvoir adresser tous nos remerciements à M. le Dr Florence, notre excellent camarade, qui, en se chargeant d'une grande partie de la tâche, a pu nous permettre de mieux la faire et d'arriver moins loin du but.

Notre travail a été divisé en quatre parties :

Dans la première, nous nous sommes occupé du côté clinique et nous en avons fait l'historique.

Dans la seconde, nous avons abordé le côté expérimental en faisant l'historique des expériences faites sur la série des êtres vivants : microbes, plantes, animaux.

Dans la troisième partie, nous avons réuni ce qui a rapport à l'expérimentation sur l'homme.

La quatrième traite seulement de nos propres expériences sur la sécrétion urinaire.

Enfin, après avoir discuté le résultat de nos expériences, nous donnons les quelques conclusions qui nous ont été inspirées.

DE L'INFLUENCE

DE

L'ÉLECTRICITÉ STATIQUE

SUR LA VIE ORGANIQUE

RÉSULTATS OBTENUS CHEZ L'HOMME PAR L'ANALYSE URINAIRE

I

PARTIE CLINIQUE

En 1727, Gray faisait la distinction des corps bons et mauvais conducteurs, et Dufay, à peu près à la même époque, démontrait que tous les corps sont électrisables par le frottement : dès lors, apparut à certains esprits l'utilité réelle de ces nouvelles propriétés. L'abbé Nollet, partant de ce fait que « l'écoulement d'une liqueur qui se fait naturellement goutte à goutte, devient continu quand on électrise le vaisseau d'où il sort », pense que ce n'est pas chose à dédaigner et que « l'action de l'électricité pourrait bien se faire sentir sur la série des végétaux, ou donner aux fluides qui entrent dans l'économie animale quelque mouvement qui leur serait avantageux ou nuisible ». Le même auteur électrise alors des plantes et reconnait que l'électrisation accélère la germination ; il fait porter ses expériences sur un grand nombre d'animaux et démontre que par le fait de l'électrisation statique la transpiration cutanée est notablement accrue. Il en conclut que l'homme doit bénéficier de ce mode de traitement et demande à la Faculté «d'examiner et d'essayer si cette nouvelle manière d'augmenter, de provoquer la transpiration et de purger les pores de la peau, ne peut pas être aussi profitable aux personnes infirmes ; qu'elle est peu dangereuse pour celles qui se portent bien ».

Le 20 avril 1713, il présente à l'Académie royale des sciences l'observation d'un paralytique qui avait retiré de son nouveau mode de traitement des résultats très encourageants. Grâce à la protection toute-puissante du comte d'Argenson, lieutenant de police, il put faire à l'Hôtel des Invalides des applications très heureuses de son procédé et ses essais peuvent être considérés comme les premières tentatives de traitement électro-thérapeutique.

L'abbé Nollet se servait dans ce but d'une machine statique construite sur ses indications. Nous voyons donc que le premier mode d'électricité employé est la franklinisation et pendant longtemps ce fut le seul utilisé.

Mais c'est surtout l'abbé Bertholon qui, dans son «Électricité des corps humains », ébauche les premières applications de l'électrothérapie. Parmi les malades traités par lui on remarque beaucoup d'hystériques, des goutteux, des rhumatisants, des migraineux ; le premier il entrevoit le rôle de l'électricité vis-à-vis de la nutrition. «Le flux électrique, dit-il, est un puissant accélérateur de nos fonctions organiques. »

Il est bon de faire remarquer en passant que ce furent des physiciens — des physiciens français — qui les premiers s'occupèrent d'électricité médicale. De nouvelles applications furent faites quelque temps après celles de l'abbé Nollet, par Jacob Hermann Klyn (1746), qui guérit au moyen d'étincelles et de secousses une femme paralysée des deux bras.

Les bienfaits de cette nouvelle thérapeutique parvinrent en Italie où, en 1717, Pivati, de Venise, s'occupa le premier d'électricité médicale.

Les médecins français ne tardèrent pas longtemps à utiliser cette découverte et Mauduyt à Paris, en 1778, publie un mémoire « Sur les effets généraux, la nature et l'usage du fluide électrique considéré comme médicament » et il s'exprime en ces termes : « Les personnes en santé ou incommodées, électrisées pendant une suite de jours consécutifs, suivant que le nombre en est plus grand, que la machine est plus puissante, le temps plus favorable à l'électricité, les séances plus longues, sentent communément, au bout de quelque temps, plus de force, d'activité, d'appétit, digèrent mieux, sont plus agiles, éprouvent plus de liberté de corps et d'esprit ; quelques-unes ont un sommeil plus calme, cela n'est pas rare ; d'autres ont un sommeil plus agité. Ces effets varient, mais, en général, ces mêmes personnes transpirent davantage, suent plus aisément, ou debout ou dans leur lit, quoique prenant le même exercice, quoique se mouvant également et que la température de l'air n'ait pas changé. Plusieurs personnes qui étaient resserrées ont éprouvé que l'électricité leur procurait des évacuations plus fréquentes, plus faciles. Il arrive souvent, lorsque les séances sont longues, répétées quelque temps, que ceux qui y sont soumis éprouvent un flux de salive plus ou moins abondant, et quelques sujets ont eu des cours d'urine chargée et qui ont présenté différents dépôts. »

On sait bien peu de chose sur le dispositif de cette époque, mais ce qui est déjà indiqué, c'est qu'on n'employait à peu près que l'électricité positive ; à peine Mauduyt mentionne-t-il l'électricité négative.

En 1780, 82 et 85 paraissent trois mémoires successifs de Masars de Cazeles, docteur de l'Université de Montpellier, agrégé à la Faculté de Toulouse, sur l'électricité médicale. Pour lui l'électricité est un feu «qui doit dissoudre et évaporer les humeurs, qui doit se substituer au feu vital presque éteint, pour lui donner le ressort, la finesse, la mobilité perdue et se substituer à son inertie ».

Les trois mémoires de Masars de Cazeles donnent un total de cent neuf malades, dont «quarante furent guéris et les autres notablement améliorés ».

On distingue dans ces observations des cas de paralysie de nature indéterminée, d'hémiplégie, des intoxications par l'arsenic, des blennorragies chroniques et un grand nombre de cas de goutte et de rhumatisme chronique. A peu près en même temps. Marat publiait à son tour un mémoire sur l'électricité médicale, couronné par l'Académie des sciences de Rouen.

Mais, à cette époque, les malades traités par l'électricité furent ceux que la thérapeutique la plus raisonnée n'avait pu guérir ou soulager, et, à côté des rhumatisants et des goutteux, on en voit qui se plaignent seulement d'une affection oculaire rebelle ou d'un écoulement intarissable de l'oreille. Evidemment, les insuccès durent être plus nombreux que les résultats heureux, car, indépendamment de la nature de la maladie, souvent peu influencée par l'électricité, nous ne voyons dans leurs observations que des données très vagues sur la quantité d'électricité employée, sur sa tension et sur la durée des séances, etc., conditions dont on doit tenir compte pour arriver à un résultat thérapeutique satisfaisant.

Il en résulta que l'électricité statique fut à peu près abandonnée dans les deux premiers tiers du siècle dernier. De plus, la découverte de l'électricité dynamique, en mettant dans les mains des électriciens une instrumentation plus commode et plus fidèle, leur fournissait un élément nouveau que le public n'avait pas encore jugé et dont il pouvait concevoir, surtout après les travaux de Remak, les plus vastes espérances.

Néanmoins, des tentatives de réaction furent faites contre un abandon aussi absolu de la forme statique, et Beckensteiner à Lyon, Frestier à Saint-Etienne, firent connaître leurs procédés et leurs observations; on y accorda peu d'attention.

Mais, grâce à la construction des machines de Holtz, de Carré, donnant au médecin un outillage plus sûr, plus constant et plus puissant, la méthode fut tirée de l'oubli. Le docteur Arthuis, à Paris, publie, vers 1850, un livre sur l'électrisation statique et ses effets thérapeutiques, livre bien imparfait encore et qui, d'après le docteur Larat, « est une accumulation de fantaisies thérapeutiques nous ramenant aux naïfs opuscules publiés par les abbés du dix-huitième siècle ».

C'est quelques années après l'apparition de ce livre que le docteur Vigouroux s'empare du sujet et lui fait faire un pas décisif.

Certainement, c'est à lui que revient l'honneur d'avoir transformé cette méthode empirique en méthode scientifique, d'en avoir précisé le mode d'action physiologique, en posant comme fait fondamental que l'électricité statique exerce sur les fonctions d'innervation et de nutrition une influence à la fois stimulante et régulatrice. (Notice thérapeutique, in *Neurasthénie*, par le docteur Levillain, 1891.)

Le terrain des maladies inaccessibles à la thérapeutique ordinaire fut singulièrement éclairé, et on y fit un choix plus judicieux des malades susceptibles d'obtenir une amélioration par la franklinisation; parmi eux, nous comptons surtout les malades du système nerveux et les « ralentis de la nutrition ».

Enfin, grâce aux travaux de Vigouroux en France, de Morton en Amérique et grâce aussi aux recherches expérimentales nombreuses sur l'action de l'électricité statique que nous signalerons dans notre prochain chapitre, la question se précise et fait éclore le travail si judicieux dont la compétence et le souci de la vérité n'ont échappé à personne : « L'étude clinique et thérapeutique sur l'électrisation électrostatique ou franklinisation » (1) du docteur A. Massy, de Bordeaux.

Ce mode d'électrisation peut être fait sous forme de bain, de souffle ou d'effluve, d'étincelles, d'aigrettes ou de frictions. L'emploi d'une ou de plusieurs de ces formes associées a donné les meilleurs résultats, nous dit M. Massy, dans la chorée vulgaire, dans ses cas légers et moyens, dans l'hystérie, où le rôle de l'électricité, bien que plus modeste, peut être quelquefois très important, surtout sur les troubles de l'innervation, accidents les plus ordinaires de cette névrose; dans la neurasthénie vraie, c'est-à-dire indépendante d'une autre maladie concomitante ou d'une maladie chronique dont elle est le précurseur; dans le rhumatisme chronique, qui ne sera jamais guéri, mais dont les effets nuisibles, inaccessibles à

____

(1) *Revue internationale d'électrothérapie*, 1895, nᵒˢ 5 et 6.

tout autre traitement, seront tellement améliorés que le malade pourra se croire et paraître complètement guéri ; dans la goutte chronique, pour laquelle peut-être l'amélioration, moins complète et moins manifeste que dans le rhumatisme chronique, sera néanmoins toujours réelle et notable ; dans le diabète sucré, où ce traitement est aussi important et aussi efficace que celui du régime hygiénique ; dans les névralgies essentielles, c'est-à-dire sans lésions concomitantes des nerfs ; enfin, dans les migraines, où son rôle est mieux compris comme traitement préventif, et dans le rhumatisme musculaire, qui n'est, en effet, qu'une manifestation larvée et pourtant quelquefois si rebelle de la diathèse arthritique.

En résumé, on constate de par la guérison ou l'amélioration notable de ces affections, l'application directe des principes entrevus par l'abbé Bertholon quand il avançait, sans preuves bien nettes, que le fluide électrique est un accélérateur puissant de nos fonctions organiques ; l'application aussi des principes affirmés par Vigouroux, prouvant par sa longue pratique que l'électricité statique exerce sur les fonctions d'innervation et de nutrition une action à la fois stimulante et régulatrice.

Dans la chorée, l'hystérie, la neurasthénie, ce sont les troubles nerveux qui dominent : l'excitation musculaire du choréique, cérébrale du neurasthénique relèvent de l'épuisement nerveux : il est en effet de notion scientifique, comme le dit le Dr Massy, que l'hyperexcitabilité est proportionnelle à l'épuisement. Il en est de même des troubles si divers de l'hystérie et on sait, en outre, que l'étiologie de ces trois maladies est, dans l'hérédité névropathique, réveillée par les maladies débilitantes, telles que les infections, les intoxications. Quant aux autres affections dont l'arthritique est en quelque sorte le résumé pathologique, elles sont en effet caractérisées par ce que Bouchard appelle le « ralentissement de la nutrition ».

Certainement ce n'est pas là la liste de toutes les affections susceptibles d'être traitées par la franklinisation, car on a signalé ses bienfaits dans bien d'autres cas, mais ce sont les maladies où son action est à la fois incomparable et indiscutable.

II

PARTIE EXPÉRIMENTALE

Nous venons de voir les heureux résultats que la clinique retire de la franklinisation ; cela n'est plus contestable et les incrédules sur ce point deviennent de moins en moins nombreux. Mais ce n'était là qu'un côté pratique du sujet ; un autre point de vue certainement plus intéressant devait solliciter la curiosité des savants, car ce phénomène étonnant que les physiciens du XVIIIᵉ siècle avaient découvert, « ce feu ravi au ciel » qui guérissait des incurables, devait avoir une influence quelconque, heureuse ou non, sur l'être physiologique vivant, animal ou végétal. En outre, quelle que fût son influence sur l'homme sain, le sujet pathologique en bénéficiant souvent, il était intéressant d'analyser cette action et de suivre le plus minutieusement possible, par les moyens mis à la disposition de l'expérimentateur, les changements concomitants qui se faisaient dans l'être.

Cette double voie de recherches devait être suivie avec persévérance, et bien qu'actuellement les résultats ne soient pas aussi complets que l'on aurait pu s'y attendre, les efforts n'ont pas été vains et bien des points sont définitivement acquis.

Action sur les microbes

Nous constatons chaque jour des phénomènes dans lesquels l'action de l'électricité seule peut être mise en cause ; nous savons, en effet, avec quelle facilité le lait et d'autres liquides organiques tournent en temps d'orage ; en réalité, ils s'acidifient, et cela parce que les microbes qui président aux fermentations se développent en ce moment avec une étonnante rapidité : ce sont là des effets de l'électricité à haute tension ; ce n'est qu'une affaire de degré. Avec des tensions bien moindres, nous observons des effets de même genre.

Ainsi les maladies endémiques telles que la grippe, la rougeole, la variole, présentent à certaines époques des exacerbations ou, au contraire, des diminutions de virulence assez remarquables ; en outre, certaines épidémies qu'elles occasionnent offrent des caractères particuliers toujours les mêmes pour une épidémie donnée ; c'est ainsi qu'à un moment on verra surtout des grippes à forme digestive, une autre fois à forme cérébrale, etc. Cela est dû évidemment aux diverses modalités de l'activité microbienne, et ces modalités sont sous l'influence d'une cause que l'on peut surtout attribuer aux variations de l'état électrique de l'air.

Malheureusement des expériences directes faites sur l'influence des autres formes d'électricité ont été complètement délaissées pour l'électricité statique.

Action sur les végétaux

Après les recherches de l'abbé Nollet, qui constate que la germination est accélérée, l'abbé Bertholon et le Dr Forster affirment aussi l'influence heureuse de l'électricité statique sur le développement des plantes. D'autres expérimentateurs, Ingenhousz en particulier, nièrent cette action. La question fut longtemps délaissée et les recherches intéressantes ont été toutes faites de nos jours.

Berthelot montre qu'en établissant une différence de potentiel de sens quelconque entre l'atmosphère et le sol sur lequel pousse une plante, on active fortement l'assimilation de l'azote par les microbes du sol. Un autre expérimentateur, M. Spechnew, fait des tentatives en grand pendant plusieurs années dans la Russie méridionale et il arrive à la conclusion suivante : « La décharge lente de l'électricité statique facilite aux plantes l'assimilation de l'azote de l'air. » Les conditions expérimentales dans lesquelles il se place sont bien peu détaillées. Néanmoins il dit que « l'électricité était fournie par des couronnes à pointe de cuivre doré formant collecteurs, isolées et reliées par des fils métalliques. »

D'autres essais, dignes d'être notés, sont faits par M. Lagrange en 1892. Il divise un terrain rectangulaire de 33 mètres de long sur 8 de large — terrain dont toutes les parties étaient formées d'un sol identique, également exposé aux actions du soleil, du vent et de la pluie — en trois parties égales. Deux de ces parties nous intéressent : elles sont ensemencées de pommes de terre.

L'une est cultivée à la façon ordinaire ; l'autre est en

outre parsemée d'une série de petits paratonnerres, dont
la tige, terminée par quatre pieds, s'enfonce de 15 centimètres dans le sol et le dépasse de 50 centimètres. Ces
petits paratonnerres sont formés de fil de fer galvanisé
et la tige en est aiguisée en pointe; ils sont enfoncés
dans le sol entre les pommes de terre, de telle sorte que
leurs pieds soient situés entre les plans de semage. Or,
les résultats obtenus ont été tout à l'avantage du 2ᵉ sec-
teur : la récolte a été plus belle et, en outre, est venue
15 jours plus tôt ; elle a donné 163 kilogrammes de pommes de terre alors que le premier n'en a donné que
80 kilogrammes.

En même temps que M. Lagrange disposait ces expériences intéressantes (1), M. Paulin, le directeur de l'école
des Frères de Montbrison, faisait connaître les résultats
qu'il avait obtenus à l'aide de son « géomatifère », qui
n'est autre chose qu'une grande tige de paratonnerre
supportée par un mât en bois, et en liaison intime avec
un réseau de fils métalliques enfoui sous le sol. Ces
résultats auraient été, d'après les constatations faites
par diverses commissions, très favorables à la grande
culture.

A Christiania (2), M. Lühnenscloss fait des expériences au
moyen d'un appareil semblable au géomatifère de M. Paulin (voir à ce sujet la *Revue scientifique*, 1ᵉʳ semestre 1893.
Electroculture. M. C. Crépaux) sur un champ de pommes
de terre, et il trouve à l'avantage de la partie influencée par
le géomatifère, une augmentation en poids de 11,1/4p. 100
et une richesse en fécule remarquable, 23,7 0/0 contre

----

(1) G. Luvini. — *Revue internat. de l'électricité et ses applications*, 1870, p. 48.

(2) *Revue intern. d'électrothérapie*, 1872-1873, p. 314

20,7 0/0. Enfin M. Watiez à Outremont près de Montréal
(Canada), a obtenu, à l'aide du même appareil placé dans
des plantations de tomates couvrant 3/4 d'hectare, une
maturité plus précoce de 15 jours sur les témoins.

ACTION SUR LES ANIMAUX

Peu d'expériences ont été faites jusqu'ici. L'abbé Nollet
trouve que l'électricité statique augmente notablement
chez eux la transpiration cutanée.

De nos jours, M. Damian, dans sa thèse inaugurale,
relate les expériences faites sur les variations de la pression sanguine, du pouls, de la température d'un chien
mis en communication avec l'un des conducteurs de la
machine Carré.

L'effet du bain électro-négatif a été de donner, pour la
pression sanguine périphérique, une courbe dont la
forme générale passe par une série de maxima et de
minima.

Le nombre de pulsations s'est élevé progressivement
de 100 à 120 par minute, en même temps que la courbe
accusait un dichrotisme plus accentué. La respiration a
pris une amplitude remarquable pendant que le nombre
des mouvements respiratoires s'est abaissé de 14 à 10 par
minute. Le bain électro-négatif a donné à peu près les
mêmes résultats. Tout de même l'auteur fait remarquer
une diminution des battements du cœur par l'action con-
tinue de l'électricité positive et négative.

M. d'Arsonval constate en outre que la capacité respi-
ratoire du sang se trouve augmentée de 12 0/0 sur des
animaux soumis à la franklinisation.

M. Capriati a noté tout récemment, en 1900, son heureuse influence sur le développement de quelques animaux. Ainsi, il avait deux récipients de verre, dans chacun desquels il avait mis 26 têtards de grenouille ; l'un servait de témoin, il mettait le second sur un tabouret isolant et le réunissait par un conducteur plongé dans l'eau avec un des pôles de la machine de Wimshurst ; il a ainsi trouvé un développement plus considérable chez les têtards en expérimentation que chez ceux du récipient témoin.

ACTION SUR L'HOMME

1° *Circulation*. — Jallabert (1) paraît être le premier expérimentateur qui ait relaté ce fait : « Un des effets de l'électricité le plus sensible, dit-il, est l'accélération du pouls ; électrisé, j'ai compté 90 et jusqu'à 96 pulsations dans une minute, et non électrisé le nombre n'a jamais dépassé 80. On doit observer que les battements des artères n'augmentent à ce point-là qu'après une électrisation aussi soutenue que vive. »

Morand et l'abbé Nollet ne furent pas de son avis et combattirent vivement cette assertion dans un rapport inséré dans les Mémoires de l'Académie des sciences (1749 — page 39). Ce fut Morand qui se soumit à l'expérience « en présence de plusieurs académiciens », et son pouls ne subit aucune modification, paraît-il, après des heures entières de séjour sur l'escarpolette, Morand

______

(1) Jallabert, professeur de physique expérimentale à Genève, (1712-1768).

souffrant même qu'on lui tirât des étincelles de toute part.

Néanmoins Mauduyt prétendit que l'électricité positive « accélère les pulsations du pouls à peu près dans la proportion de 6 à 80, l'électricité négative les diminuant, au contraire, dans la proportion de 2 à 80 (1) ».

M. Damian, dans sa thèse inaugurale, a trouvé pour les bains électro-négatifs une augmentation de pulsations, ainsi que pour les bains électro-positifs, mais il constate aussi que l'action prolongée du bain négatif et positif ralentit les battements du cœur.

Le D' Truchot, dans ses expériences, a conclu que « d'une manière générale, la fréquence du pouls a notablement augmenté après chaque bain statique soit négatif, soit positif indistinctement, et l'augmentation a été de 20 0/0 environ. Mais ce qui est surtout intéressant, « c'est qu'à partir du 5 ou 6me bain, la fréquence du pouls, en dehors des électrisations, s'est élevée peu à peu et s'est maintenue à 80 (de 65 qu'était la fréquence habituelle), et ce n'est que deux jours après le dernier bain qu'elle a diminué pour redevenir normale 8 jours plus tard seulement ».

Le D' Dignat trouve, et ses observations au nombre de cent cinquante sont assez considérables pour qu'une conclusion soit possible, que la fréquence du pouls est augmentée dans la grande généralité des cas ; il a signalé quelques rares exceptions, comme en avait trouvé Truchot. C'est là un résultat acquis.

Dans la tachycardie, on observe un notable ralentissement du pouls, de 140 à 90 dans quelques minutes (Morton).

---

(1) Mauduyt, extrait des journaux, pages 26 et 27.

Nous ne citerons que pour mémoire les expériences de M. Yvon sur les variations du pouls sous l'influence du traitement statique. Il prend, en effet, le nombre de ses pulsations à tout moment de la journée, à minuit comme à deux heures de l'après-midi, comme à neuf heures du soir ; il ne tient pas compte des périodes thermiques de la journée, ni des actes physiologiques, qui ont pourtant une action si nette sur le pouls. De cette sorte, aucun point de repère pour faire des comparaisons et, par conséquent, aucune conclusion possible. M. Yvon l'a bien vu, puisque dans une seconde série d'expérimentation, il a supprimé une des causes d'erreur de sa première série d'expériences. « Les très légères modifications, dit-il, en parlant des premières expériences observées, me paraissent devoir être uniquement attribuées au repos et à l'immobilité prolongée pendant deux heures dans une enceinte dont la température était bien inférieure à celle du dehors et succédant toujours à une marche un peu pénible.» L'erreur existait si bien qu'au lieu d'une diminution de pulsations allant de 8 à 12 qu'il avait eue d'abord, la seconde série d'expériences lui donna au contraire une augmentation de 4 pulsations. Là évidemment n'était pas la seule cause d'erreur. Eût-il pris des bains prolongés de deux heures, durée dont aucun électricien n'use actuellement, même pour l'affection la plus rebelle, ce qui serait logique si, comme le pense Yvon, l'influence de l'électricité était proportionnelle au temps d'application, il eût pu se placer en dehors des conditions qui peuvent, l'électrisation mise à part, modifier le pouls et apporter par conséquent pendant le traitement un élément d'erreur. Aussi, pour ces raisons, ne pouvons-nous suivre M. Yvon même dans ses conclusions positives.

Quant à la tension et à la régularité du pouls, nous

savons, grâce à l'expérimentation rigoureuse autant que consciencieuse du docteur Dignat, que sur cent cinquante sujets observés, sujets la plupart physiologiques, l'une et l'autre ont été augmentées dans les 4/5 des cas.

2° Température. — Pour la température, Jallabert avait déjà songé à en étudier les variations. « L'électricité augmente le degré de chaleur du corps, dit-il ; un thermomètre de Fahrenheit qui, mis sur ma poitrine ou sous mon aisselle, ne pouvait s'élever au-dessus de 92° (33° c.), monta jusqu'à 97° (36° c.) quand j'eus été vivement électrisé. » Il avait, croyons-nous, un peu trop d'hypothermie en ne faisant élever sous son aisselle, un thermomètre que jusqu'à 97° Fahrenheit. Néanmoins, cela n'empêche pas la conclusion d'être véridique et son observation fut confirmée par Pristley et par Sigaud de la Fond.

Le docteur Didier Placé a constaté sous l'aisselle une augmentation de température variant de 0°3 à 0°9 après une électrisation de 10 à 15 minutes, et le docteur Damian, qui a fait une somme importante d'expériences à ce sujet, s'exprime en ces termes : « Il semblerait que l'électricité positive sans étincelles, c'est-à-dire le simple bain électrique, accroît sensiblement la température ; que la même électricité, mais avec une série d'étincelles tirées à la surface du corps du patient, l'accroît un peu moins ; que l'électricité négative sans étincelles fournit une augmentation ou une diminution de température presque insignifiante ; enfin, que l'électricité négative avec étincelles continues donne, dans la grande majorité des cas, un léger abaissement de température. »

Truchot, lui, constate une élévation de température non pendant chaque bain, mais progressivement dans leur intervalle. La température (buccale) est montée de

36° 6 avant le traitement à 37° 1 à la fin du traitement, et, après la cessation des bains, elle est revenue lentement à sa valeur primitive.

Pour les mêmes raisons exposées plus haut, nous ne donnerons pas les résultats trouvés par M. Yvon.

Enfin, dans les cas pathologiques, la température est régularisée, diminuée dans la tachycardie, augmentée d'un demi-degré et quelquefois même d'un degré dans la neurasthénie.

3° *Digestion*. — On n'a noté à ce point de vue que des observations très vagues. Mauduyt, dans son article « Electricité *in* Encyclopédie », a parlé dans les termes suivants : « Plusieurs personnes qui étaient resserrées ont éprouvé que l'électricité leur procurait des évacuations plus fréquentes, plus faciles ; il arrive souvent, lorsque les séances sont longues, répétées quelque temps, que ceux qui y sont soumis éprouvent un flux de salive plus ou moins abondant. »

Damian constate aussi le même effet : « sujet à la constipation, dit-il, nous avons eu, pendant tout le temps que nous nous sommes soumis au traitement, une, deux et quelquefois même trois selles par jour ».

Enfin, dans un compte rendu des travaux du 3° congrès de l'association américaine d'Electrothérapie, le docteur Margaret A. Cleaves, de New-York, appelle l'attention, dit-il, à un point de vue très pratique : « une constipation datant de plusieurs années est très souvent soulagée par l'électricité statique appliquée sur les plexi lombaire et sacré et sur les parois abdominales ».

4° *Fonctions sudoripares*. — Après Nollet, qui remarque une transpiration cutanée, — il croit d'ailleurs à l'action

de l'électricité en tant que purgeant les pores de la peau,
— Stiépanow (1) a constaté que, dans la majorité des cas,
la transpiration cutanée diminue aux points électrisés,
tandis qu'il y a hypersécrétion dans les parties non électrisées. Il ajoute que chez les sujets irritables et nerveux
on voit souvent perler des gouttes de sueur au front, au
cou, à la paume des mains et dans le creux axillaire pendant
qu'on électrise le dos. Arloing croit aussi à l'excitation
des nerfs sécréteurs et le Dr Robert Newmann, de New-
York (2), parlant du traitement de la goutte et de la diathèse urique, dit que la franklinisation rétablit chez les goutteux les fonctions de la peau et active leur transpiration.

5° *Sécrétion urinaire*. — C'est surtout sur la sécrétion
urinaire qu'ont porté les recherches des expérimentateurs
pour se faire une idée, la plus exacte possible, des modifications qui se font dans le corps humain sous l'influence
du traitement électrique. L'urine a toujours été considérée
comme le liquide pouvant le mieux refléter l'état de santé
de l'homme; et nous savons que des médecins ont pu se
faire un nom dans le public en paraissant tirer des indications, pour soigner leurs malades, des propriétés physiques
seules de l'urine. Nous sommes certes loin de cette époque
et si les propriétés physiques du liquide urinaire ont une
importance incontestable, ce sont à nos yeux les résultats
fournis par une analyse chimique minutieuse qui peuvent
surtout nous donner les renseignements utiles. « Avec une
bonne analyse d'urine, nous dit Albert Robin dans sa

____

(1) Stiépanow. — De l'action physiologique et thérapeutique de
l'Electricité statique sur le corps humain. Observations faites dans
le service de Drosdoff, — maladies nerveuses, à St-Pétersbourg.
(2) Voir Electricité médicale, 1898. — Page 142.

préface de l'Essai de sémiologie urinaire de M. Vieillard, on peut lire en quelque sorte dans la nutrition et dans ses actes si multiples et savoir comment le malade s'alimente, assimile et désassimile. On peut mesurer non seulement les actes généraux des échanges organiques, mais encore l'activité particulière de la plupart des organes, de même qu'à l'inspection d'un foyer on juge de la nature du combustible et de l'intensité de la combustion. » Par conséquent il était légitime de penser qu'une comparaison entre la moyenne d'élimination urinaire normale fournie par quelques jours d'analyse, et la moyenne d'élimination donnée par quelques jours de traitement, pourrait donner quelque différence reflétant les modifications intimes de l'organisme.

Aussi depuis la moitié du siècle dernier, des travaux se sont succédé sur cette question et nous citerons ceux de Videt en 1853, de Vigouroux en 1882, de Stiépanow en 1884. Néanmoins, l'insuffisance des méthodes alors employées pour les analyses d'urine enlève beaucoup de précision aux conclusions formulées. En 1890, M. Damian nous signale ses expériences sur les électrisations négative et positive. Sans s'astreindre à un régime rigoureux, il avait une alimentation à base très régulière et, après avoir pris pendant trois jours la sécrétion moyenne urinaire, il se soumettait par période de trois jours aux différentes formes d'électrisation, d'abord négative avec étincelles, ensuite négative sans étincelles, puis positive avec étincelles et positive sans étincelles, avec un repos de trois jours entre les électrisations de pôle contraire. L'auteur a noté les modifications du volume d'urine, de l'urée et de l'acide phosphorique, soit combiné aux métaux alcalins, soit combiné aux alcalins terreux. Il a ainsi obtenu une augmentation dans le volume de l'urine par le bain électro-négatif seulement ; dans les autres cas, ou il a diminué ou il est resté le même ; l'urée a subi une diminution par le bain négatif avec étincelles, diminution rectifiée en partie par le bain négatif simple ; une hausse par le bain positif avec étincelles et une baisse par le bain positif simple. Nous ne parlerons de la distinction faite par l'auteur entre les combinaisons de l'acide phosphorique que pour signaler en passant combien les dosages distinctifs des phosphates alcalins et terreux sont sujets à erreur à cause de la méthode qui sert à les séparer : l'ammoniaque, en effet, précipite les phosphates terreux, mais transforme en même temps une quantité inconnue de ces derniers en phosphates alcalins. Néanmoins l'acide phosphorique total est diminué dans des proportions assez considérables et dans aucun cas nous ne le voyons s'élever au taux auquel il était dans la période préliminaire.

Certainement ces expériences sont intéressantes, mais nous ne devons leur accorder, comme l'auteur lui-même, qu'une importance relative. Trois jours de dosages pour l'excrétion urinaire si variable ne sauraient donner une moyenne suffisamment rigoureuse pour établir des comparaisons. En outre, l'auteur fait suivre immédiatement l'électrisation sans étincelles de l'électrisation avec étincelles, et Truchot a pu nous démontrer que l'influence du traitement électrique n'était pas détruite immédiatement. Mais il a fait voir que cette voie devait être plus approfondie et qu'elle était susceptible de fournir de précieux renseignements.

Une seconde étude sur les modifications de la sécrétion urinaire a été faite par Truchot en 1893 sur lui-même : pas de régime particulier, mais pas d'écart ni comme fatigue intellectuelle, ni comme fatigue physique, ni dans l'alimentation. Après avoir pris l'élimination moyenne de son urine par deux analyses faites dans le courant d'une semaine, il se soumettait pendant huit jours pleins à une séance journalière (quelquefois même deux), d'un quart d'heure chacune, sur une machine de Wimshurst donnant 4 centimètres d'étincelle (environ 80,000 volts). Aucune indication sur le signe de l'électrisation. Pendant le traitement il est fait une analyse chaque deux jours, enfin après la suppression des bains quelques analyses sont encore faites. Les recherches de l'auteur portent surtout sur l'acidité, les cendres et l'extrait sec, l'acide phosphorique, le chlore, l'urée, l'acide urique et le coefficient d'oxydation nommé actuellement coefficient azoturique.

Le volume d'urine a été peu influencé ; la saison chaude pendant laquelle il a opéré en a-t-elle changé le résultat ? L'extrait, les cendres, l'acidité n'ont donné aucune indication utile, dit l'auteur ; le chlore a subi des variations telles qu'aucune conclusion absolue ne peut être formulée; l'acide phosphorique et l'acide urique ont été accrus. Pour l'urée et l'azote, nous reproduisons les résultats obtenus en les inscrivant l'un au-dessous de l'autre pour le même jour.

	Avant le traitement		Pendant le traitement	
Urée.	21 g.	22 g.	24 g.	13,50
Azote total (exprimé en urée).	27 g.	29,20	22 g.	27,70 — 26
Coefficient d'oxydation	0,81	0,76	0,91	0,49

	Après le traitement			
Urée	18,90	19,30	16,15	17 g.
Azote total (exprimé en urée)	24,85	27,46	25,08	26,40
Coefficient d'oxydation	0,76	0,70	0,65	0,61

Nous ne pensons pas qu'un homme même malade, à plus forte raison bien portant, puisse faire dans son coefficient d'oxydation azoturique des écarts de ce genre.

— 33 —

Le coefficient azoturique, en effet, varie entre 0.80 et 0.95 et même à l'état pathologique il reste généralement dans ces limites. Pour ces raisons nous ne poserons aucune conclusion sur ces expériences et nous ne parlerons pas des autres remarques que nous aurions pu faire.

Enfin nous arrivons au travail de M. Yvon en 1900.

Il a fait deux séries d'expériences sur lui-même, sans doser ses aliments ni sa boisson, en prenant, pendant 5 jours dans le premier cas et 6 jours dans le second, un bain électrique quotidien de deux heures de durée, sur une machine de Wimshurst, donnant des étincelles d'environ 9 centimètres, c'est-à-dire fonctionnant sous un potentiel d'environ 115.800 volts (nous n'avons pas vu d'indication sur le signe du bain). Il avait pris, huit jours avant chaque expérimentation, la moyenne d'élimination de son urine, et il a, après la suppression du traitement, continué les dosages pendant deux jours dans sa première série d'expériences et pendant cinq jours dans la seconde série. Dans ces conditions il a observé les différences suivantes entre les moyennes d'élimination de chacune des deux dernières périodes et celle de la période normale:

		Volume	Densité	Urée	Acide phosphorique
Pendant le bain	1ᵉ Série	— 115 c.c.	+ 1° 5	— 0 gr. 75	— 0 gr. 259
	2ᵉ Série	— 189 c.c.	+ 0° 5	— 0 gr. 46	— 0 gr. 198
Après le bain	1ᵉ Série	— 277 c.c.	+ 3° 5	— 1 gr. 68	— 0 gr. 174
	2ᵉ Série	— 295 c.c.	+ 3° 5	— 0 gr. 21	— 0 gr. 258

Ce qui frappe d'abord, c'est la diminution considérable du volume d'urine, mais M. Yvon nous explique cette diminution qui lui paraît dépendre « de l'élévation de température, laquelle s'est accrue progressivement pendant les deux séries d'expériences ; dans la 2ᵐᵉ série, la

température qui avait été notée « subit une augmentation allant de + 10° à + 26° ».

L'urée a été légèrement diminuée et l'acide phosphorique a subi aussi une diminution, mais proportionnelle-
ment plus accentuée.

Ainsi, peut conclure M. Yvon, dans les conditions
expérimentales où il s'est placé, il n'y a eu pour lui qu'une
action plutôt défavorable sur l'élimination de l'urée et de
l'acide phosphorique, si cette action a existé.

En effet, nous croyons que cette légère diminution, sans
être parallèle à celle du volume de l'urine, dépend en
grande partie de la diminution de ce liquide et de l'augmentation de l'évaporation cutanée ; la sueur, en effet, ne
renferme-t-elle pas de l'urée ? et les proportions d'urée
trouvées en moins dans l'urine ne sont-elles pas corres-
pondantes aux proportions trouvées dans la quantité de
sueur éliminée normalement en été ? Quant à l'acide
phosphorique, l'explication est moins plausible, bien qu'on
signale des traces de phosphate dans la sueur. Enfin nous
répéterons ce que nous avons déjà dit, c'est qu'en tenant
compte des renseignements fournis par l'électrothérapie,
on trouve que l'action de l'électricité statique, du moins
sur l'homme, n'est pas proportionnelle à la longueur des
séances, car les séances les plus longues employées par
les électrothérapeutes sont de demi-heure, et encore se
garde-t-on de les instituer d'emblée ; évidemment il y a
loin de là à deux heures continues de tabouret électrique. En dernier lieu, le dosage de l'urée et de l'acide phosphorique ne peuvent renseigner que très imparfaitement
sur les modifications si variées et si multiples qui se
passent dans l'organisme.

III

EXPÉRIENCES PERSONNELLES

Nous avons nous aussi, en collaboration avec M. le docteur Florence, recherché les modifications de l'excrétion urinaire, sous l'influence des bains électriques.

Une première série d'expériences a été faite en juillet 1901 sur deux sujets ; ces expériences ont été de courte durée.

Une seconde série d'expériences a été instituée en novembre de la même année sur deux sujets également ; l'un d'entre eux le sujet B..., est le même que le sujet B..., de la première série : le fait est à noter, car s'il y a eu de la part de chaque sujet une réaction personnelle, la deuxième épreuve a été une corroboration de la première pour le sujet en question. Les deux sujets A... peuvent être considérés comme des sujets sains (1).

Le sujet B..., sans avoir eu jamais de grave maladie à son actif, est tout de même un arthritique de complexion moyenne, souffrant de temps en temps de migraines, de poussées légères de rhumatisme musculaire et articulaire. Comme hérédité, rien à signaler.

____

(1) Ces sujets étaient relativement jeunes (c'étaient des étudiants): deux d'entre eux avaient 25 ans et le troisième en avait 26.

Un régime alimentaire invariable a été institué pendant toute la durée des expériences ; il se composait, au repas de midi : de pain, 2 œufs à la poêle, viande grillée, avec pommes de terre frites et 2 biscuits ; au repas du soir : pain, petits pois, viande rôtie, une pomme. Chaque sujet avait été rationné pendant la période d'essai et aucun écart n'a pu avoir lieu sur le poids préalablement fixé de chaque aliment pour chaque sujet, car il était donné par la balance.

Les boissons ingérées, toujours les mêmes et dans les mêmes proportions, se composaient de vin, café, bière.

Ce régime fut suivi trois jours avant le commencement de l'expérience, et alors seulement on recueillit quotidiennement les urines sur lesquelles nous avons effectué trois séries de recherches :

1° des dosages ;

2° la cryoscopie ;

3° la toxicité.

Nous n'avons pu poursuivre les expériences que pendant deux périodes, une première destinée à connaître l'élimination moyenne en dehors de toute influence, d'une durée de quatre jours pour le sujet A, de cinq jours pour le sujet B de la première série ; de six jours pour les sujets A et B de la deuxième série.

La seconde période, d'une durée de quatre jours pour le sujet A, de six jours pour le sujet B de la première série, et de neuf jours pour chacun des deux sujets de la deuxième série, donne les valeurs de l'élimination pendant le traitement qui a consisté simplement en des bains électriques. Pour cela les sujets étaient placés sur un tabouret isolé du sol et en communication par le pôle négatif avec une machine statique construite sur le plan d'un appareil de Bonetti.

Les plateaux, au nombre de deux, étaient des plateaux

de verre d'un mètre de diamètre, et les étincelles qui
jaillissaient entre les deux boules terminant les conducteurs pouvaient atteindre 25 centimètres de longueur et
même au-delà ; aussi la machine, étant donné le diamètre
de l'éclateur, fonctionnait-elle sous un potentiel d'au moins
200.000 volts. La durée des séances a été progressive et
a varié de 5 à 25 minutes ; elle a d'ailleurs été notée dans
chaque cas.

Nous avions pris la taille du sujet et noté son poids
net, c'est-à-dire défalcation faite du poids des habits du
sujet, mais une seule fois en juillet.

	Sujet A		Sujet B
Taille. . .	1ᵐ73	. . .	1ᵐ72
Poids. . .	66 k.	. . .	68 k.

En novembre, nous avons également noté le poids du
sujet, mais à trois reprises : au début des expériences,
au début du traitement et à la fin du traitement, et cela
dans des conditions toujours identiques, à 1 heures de
l'après-midi, après miction et défécation.

Voici les résultats :

		Sujet A	Sujet B
Taille.		1ᵐ70	1ᵐ72
Poids net	Au début des expériences.	65 k. 3	68 k.
	Au début du traitement. .	65 k. 5	68 k.
	A la fin du traitement . .	61 k. 5	67 k.

RÉSULTATS DES EXPÉRIENCES

Les phénomènes subjectifs ont été ceux des sujets
placés sur un tabouret électrique : sensation particulière
de toile d'araignée ou d'un zéphir à peine sensible, en

même temps que les cheveux se dressaient et les poils de duvet se hérissaient.

Nous avons d'abord obtenu, dans la deuxième série d'expériences, une diminution de poids égale chez les deux sujets, et qui a été de 1 kilog.

Les résultats fournis par les différentes déterminations que nous avons pratiquées, indiquent une action nette sur la nutrition.

Indications fournies par l'analyse des urines

On a pris le volume, la réaction et la densité et on a fait les dosages suivants :

En juillet, l'urée, l'acide urique, l'azote total, les phosphates, les chlorures ; en novembre on a fait, en outre, l'acidité, le soufre total et le carbone total.

Nous avons pris la densité à l'aide de l'uromètre de Niemann et nous l'avons reporté à 15°, en ajoutant ou en retranchant un millième par variation de 3° de température.

L'urée a été dosée à l'aide de l'hypobromite de soude et par comparaison avec une solution titrée d'urée ; nous nous sommes servi pour cela de l'appareil de M. Moitessier (1), dont les avantages, dans un laboratoire de clinique, lui donnent une supériorité incontestable ; néanmoins, pour supprimer la cause d'erreur qu'on pourrait imputer à la solution d'hypobromite dont la teneur en

____

(1) *Montpellier Médical*, 1899. Tome 8, pp. 677 à 680.

hypobromite diminue à chaque dosage jusqu'à remplacement de la liqueur, nous avons usé d'un petit artifice : nous avons remplacé le bouchon à deux trous du flacon gazogène par un bouchon à un seul trou donnant passage seulement au tube de dégagement. A chaque dosage nous changions le réactif et nous nous servions, pour introduire l'urine, d'un petit tube que nous pouvions mettre facilement dans le flacon gazogène. En agitant, le tube se renversait et l'hypobromite se trouvait en contact avec l'urine.

Nous avons eu soin de déféquer auparavant l'urine avec l'acide phosphotungstique : pour cela, nous faisions un mélange d'un volume d'urine et de deux volumes de la solution suivante :

> Acide phosphotungstique au 1/10   900 cc.
>   —   chlorhydrique pur   100 cc.

et nous nous assurions, avant de dégager l'azote, que la quantité de réactif avait été suffisante pour déféquer complètement.

Nous supprimions ainsi la cause d'erreur assez importante dans le dosage de l'urée, à savoir : le dégagement de l'azote des matières azotées autres que l'urée et l'ammoniaque.

En outre, prenant trois volumes du liquide filtré, nous neutralisions exactement l'acidité très considérable du milieu, acidité qui au contact de la solution alcaline d'hypobromite aurait produit un dégagement de chaleur suffisant pour permettre des erreurs dans l'évaluation du volume d'azote dégagé.

Nous avons employé la méthode Kjeldahl-Henninger pour le dosage de l'azote total. Elle consiste à détruire les matières organiques azotées par l'acide sulfurique (formant du sulfate d'ammoniaque) et de l'oxalate neutre de potasse (1) qui aide puissamment cette destruction. L'azote a été ensuite dégagé par une solution d'hypobromite de soude avec l'appareil de M. Moitessier, modifié comme il a été dit, et en le dosant par comparaison avec une solution titrée de sulfate d'ammonium.

Les dosages d'azote total et d'urée sont évidemment très importants en l'espèce, et nous les avons répétés deux fois afin de diminuer le quotient d'erreurs expérimentales.

C'est au procédé Haycraft-Denigès que nous avons eu recours pour doser l'acide urique : c'est dire que nous avons dosé les composés xantho-uriques. Il n'y avait, croyons nous, aucun inconvénient à agir ainsi, puisque ce sont là des déchets de même nature et dont la signification dans les combustions intra-organiques est actuellement la même.

Les phosphates ont été dosés par une solution d'azotate d'urane titrée, le ferrocyanure de potassium nous servant de réactif indicateur.

Le procédé Charpentier nous a servi pour le dosage des chlorures, c'est-à-dire azotate d'argent titré, en milieu acide, et alun de fer ammoniacal comme réactif indicateur.

Pour le soufre total, nous avons prélevé 100 cc. d'urine, ajouté 10 cc. d'HCl pur et, après avoir fait bouillir, nous avons ajouté du chlorure de baryum en excès, puis nous avons recueilli et desséché le précipité et l'avons pesé (2).

----

(1) Modification due au Dr Moreigne. Thèse de Paris, juin 1895.

(2) Pour les détails du dosage, voir Engel et Moitessier, Traité élémentaire de chimie biologique, clinique et pathologique, page 548.

Pour l'acidité, nous l'avons dosée de la façon suivante :
à 50 cc. d'urine nous ajoutons 25 cc. d'une solution de
soude décinormale et 25 cc. d'une solution de chlorure
de baryum au 1/10 ; après filtration nous prélevions 50 cc.
de liquide filtré et dosions l'excès de soude par une solution décinormale d'HCl en présence de la phénolphtaléine
comme réactif indicateur. Nous ajoutions auparavant
50 cc. d'eau distillée, afin que la coloration normale de
l'urine ne pût cacher le moment précis de la neutralisation
parfaite.

Le carbone total a été dosé selon la méthode indiquée
par M. Desgrez (1) et qui consiste à transformer le carbone
de l'urine en acide carbonique par un mélange d'acide
sulfurique et d'acide chromique, et d'absorber cet acide
carbonique par une solution concentrée de potasse.

En comparant les différents résultats relatifs à l'analyse
chimique effectuée pendant les deux périodes des deux
séries d'expériences, on constate :

Le volume des urines a diminué assez fortement pendant la première série d'expériences et augmenté, au
contraire, dans la seconde. Cette différence est facilement
explicable : en effet, en juillet, la température s'est accrue
brusquement dans le cours de l'expérimentation, et cela
la veille du traitement électrique, et la conséquence en a
été une évaporation et une sudation très intenses au point
que la soif fut le tourment continuel des expérimentés :
nul besoin de conclure que le volume d'urine en fut très
influencé. En novembre, au contraire, la température à
la différence de 1 à 2 degrés se maintint à peu près cons-

____

(1) Voir compte rendu des séances et mémoires de la Société de
biologie — Année 1897, page 1077.

lante. Nous devons conclure franchement à une augmentation du volume d'urine sous l'influence du bain statique ;
ainsi que le montrent nos tableaux, cette augmentation
a été à peu près de la même quantité chez les deux sujets,
de 70 à 80 c. c.

Tableaux.

Première Série d'Expériences

SUJET A. — ANALYSE CHIMIQUE

N° d'ordre des Expériences	Volume	Densité à 15°	Chlorures en NaCl	Phosphates en Ph²O⁵	Composés ammoniques en acide urique	Urée en Az	Azote total	Coefficient azoturique
Première Période. — Dosages et épreuves préliminaires avant le traitement.								
1	1500	1017	7.50	2.65	1.039	14.51	16.69	0.869
2	1050	1022	7.35	2.51	0.838	12.43	14.34	0.857
3	1680	1015.2	6.21	2.84	0.952	13.74	15.84	0.867
4	1550	1017.3	7.75	2.90	0 976	13.53	15.50	0.874
Deuxième Période. — Dosage et épreuves pendant le traitement par l'électricité statique.								
5	1350	1019.2	8.37	2.83	0.963	13.40	15.48	0.865
6	1450	1017.8	8.22	2.86	0.989	15.43	17.34	0.889
7	1000	1023.5	6.5	2.75	0.954	13.67	15.30	0.894
8	1100	1023	7.81	2.57	0.887	13.50	15.30	0.882
Moyenne { Avant	1445		7 20	2.72	0.971	13.55	15.60	0.869
Moyenne { Pendant	1220		7 72	2.75	0.946	14.00	15.83	0.882

SUJET B. — ANALYSE CHIMIQUE

N° d'ordre des Expériences	Volume	Densité à 15°	Chlorures en NaCl	Phosphates en Ph²O⁵	Composés ammoniques en acide urique	Urée en Az	Azote total	Coefficient azoturique
Première Période. — Dosages et épreuves préliminaires avant le traitement.								
1	1070	1027	10.46	3.11	1.056	16.80	18 87	3.890
2	930	1033	10.30	3.11	1 074	16.33	18.59	0.878
3	1050	1030	10.39	3.38	1.179	17.50	19.75	0.886
4	1040	1030	9.77	3 40	1.126	16.45	18 83	0.873
5	1000	1032.2	10.30	3.27	0 997	16.81	19.05	0.887
Deuxième Période. — Dosage et épreuves pendant le traitement par l'électricité statique.								
6	870	1033.7	10.03	3.34	1.059	16.40	18.72	0.876
7	910	1034.3	9.64	3.40	1.203	16.54	19.04	0.868
8	930	1034	9 48	3.38	1.171	16 50	19 14	0.862
9	1000	1033	12.7	3.32	1.281	17.68	20	0.884
10	900	1035	10.54	3.51	1.096	18 36	20.20	0.908
11	950	1033.7	10.30	3.45	1.136	18.32	20.44	0.909
Moyenne { Avant	1018		10.18	3.26	1.086	16.77	19.02	0.883
Moyenne { Pendant	927		10.43	3.40	1 154	17.30	19.54	0.885

Deuxième Série d'Expériences. — SUJET A. — ANALYSE CHIMIQUE.

N° d'ordre des Expériences	Volume	Densité à 15°	Acidité en $C^4O^6H^6$	Chlorures en NaCl	Phosphates en Ph^2O^5	Soufre total SO^3	Composés xanthic-uriques en acide urique	Urée en Az	Azote total	Carbone total	Coefficient azot. $\frac{Azu}{Azt}$	Coefficient du C total au C des mat. albuminoïdes détruites.	TRAITEMENT
						ÉLIMINATION PAR 24 HEURES							

PREMIÈRE PÉRIODE. — *Dosages et épreuves préliminaires avant le traitement.*

N°	Volume	Densité	Acidité	Chlorures	Phosphates	Soufre	Composés	Urée	Azote	Carbone	Coeff. azot.	Coeff. C	Traitement
1	2070	1012.8	3.16	9.93	2.44	2.46	0.999	15.22	17.46	14.41	0.871	0.228	
2	1400	1018.8	2.62	8.96	2.52	2.49	1.058	15.64	17.67	14.09	0.885	0.220	
3	1870	1015	3.28	10.28	2.78	2.67	1.079	16	18.23	15.20	0.877	0.230	
4	1800	1015.2	2.98	10.80	2.34	2.72	1.114	16.48	18.67	15.28	0.882	0.227	
5	1580	1016.5	2.68	8.53	2.41	2.16	0.962	15.60	17.87	14.31	0.873	0.221	
6	1480	1019.2	2.90	9.02	2.75	2.88	1.181	16.70	19.40	15.80	0.860	0.225	

DEUXIÈME PÉRIODE. — *Dosages et épreuves pendant le traitement par l'électricité statique.*

N°	Volume	Densité	Acidité	Chlorures	Phosphates	Soufre	Composés	Urée	Azote	Carbone	Coeff. azot.	Coeff. C	Traitement
7	1800	1015.2	3.09	10.80	2.68	2.66	1.090	15.65	17.89	15.23	0.874	0.225	8'
8	2080	1013.5	3.03	9.36	2.06	2.61	1.178	15.60	17.68	14.82	0.882	0.232	10'
9	1820	1015	3.04	10.92	2.82	2.62	1.184	14.98	17.10	14.16	0.876	0.229	11'
10	2000	1014.1		10.60			1.130	16.60	19	15.45	0.874	0.225	12'
11	1780	1016	3.25	9.96	2 76	2.85	1.176	16.70	18.91	15.24	0.883	0.223	12'
12	1500	1017.3	3.02	8.25	2.78	2.82	1.105	16.10	18.19	14.85	0.884	0.226	15'
13	1900	1014.8	3.08	9.88	2.59	2.61	1.080	17.12	19	15.12	0.901	0.220	15'
14	1420	1818.8	2.68	8.80	2.38	2.93	1.028	16.04	18	14.21	0.891	0.218	18'
15	1770	1015.7	3.06	10.26	2.41	2.79	1.047	16.43	18.14	14.50	0.906	0.221	20'
Moyennes avant	1700		2.93	9.58	2.61	2.56	1.065	15.94	18.23	14.85	0.874	0.225	
Moyennes pend	1785		3.03	9.87	2.56	2.73	1.113	16.02	18.22	14.84	0.885	0.225	

Deuxième Série d'Expériences. — SUJET B. — ANALYSE CHIMIQUE.

Nº d'ordre des Expériences	Volume	Densité à 15°	Acidité en CO³H	Chlorures en NaCl	Phosphates en Ph²O⁵	Soufre total SO³	Composés xantho-uriques en acide urique	Urée en Az	Azote total	Carbone total	Coefficient azot. $\frac{Azu}{Az^t}$	Coef. du C total au C des mat. album. détruites, $\frac{Cu}{Ca}$	TRAITEMENT
							ÉLIMINATION PAR 24 HEURES						
Première Période. — Dosages et épreuves préliminaires avant le traitement.													
1	1580	1016	2.42	8.21	2.45	2.34	0.962	13.44	15.71	13.38	0.855	0.236	
2	1760	1013.5	2.66	7.39	2.07	2.21	0.978	12.69	14.53	12.59	0.873	0.240	
3	1680	1015.5	2.96	9.40	2.49	2.01	0.917	13.57	15.59	13.07	0.870	0.232	
4	1500	1016.3	2.69	9.30	2.42	2.48	1.008	12.33	14.28	12.53	0.863	0.243	
5	2250	1012.7	3.20	11.70	2.51	2.65	0.887	14.20	16.40	14.56	0.860	0.245	
6	1500	1016.8	2.86	8.40	2.14	2.52	0.819	12.73	14.82	12.87	0.859	0.240	
Deuxième Période — Dosages et épreuves pendant le traitement par l'électricité statique.													
7	1670	1015.3	2.99	9.01	2.38	2.48	0.981	13	15.25	13.55	0.852	0.246	8′
8	1920	1013	2.99	11.13	2.38	2.40	1.068	13.29	15.80	11.30	8.841	0.250	10′
9	1670	1016.5	2.70	10.52	2.17	2.73	1.152	13.24	16.10	14.53	0.823	0.250	11′
10	1900	1014	2.87	9.69	2.36	2.47	1.057	13.49	16.03	13.90	0.841	0.240	12′
11	1500	1018.3	3.06	9.90	2.51	3.04	1.086	14.44	16.45	14.67	0.877	0.247	12′
12	2080	1014	3.11	10.81	2.45	2.81	1.087	14.35	16.06	13.80	0.890	0.238	15′
13	2000	1013.2	2.93	10.60	2.36	2.89	1.008	14.47	16.10	13.70	0.898	0.235	15′
14	1660	1015.2	2.78	9.13	2.37	2.97	1.034	14.12	15.40	12.80	0.917	0.230	18′
15	1640	1017	2.95	9.34	2.44	3.14	0.967	16.07	17.77	13.87	0.904	0.216	20′
Moyennes { avant	1711		2.77	9.6	2.34	2.37	0.930	13.15	15.22	13.16	0.863	0.239	
Moyennes { pend.	1780		2.92	10.02	2.37	2.77	1.050	14.07	16.15	13.90	0.871	0.239	

L'acidité a subi une augmentation équivalente ; les chlorures, le soufre total ont toujours été augmentés. Les phosphates se sont maintenus dans le même taux, car la légère diminution dans deux cas et la légère augmentation dans deux autres constituent des différences qui tiennent facilement à une erreur dans les dosages. L'acide urique a fortement diminué dans un cas et légèrement augmenté dans les trois autres ; mais ici nous ferons une remarque qui s'appliquera à l'azote total, au carbone total et qui aura son retentissement sur les divers coefficients que nous avons calculés. Cette remarque est la suivante :

Une augmentation de ces éléments a été obtenue pendant les premiers jours du traitement (voir la courbe de l'acide urique), puis, l'augmentation cessant, une diminution graduelle très sensible sur cette augmentation, qui a pu aller jusqu'à nous donner des résultats inférieurs à la période d'essai, de telle sorte que — malgré une moyenne finale plus élevée que celle de la période d'essai — nous sommes obligé néanmoins de tenir grand compte de cette diminution. Une plus longue expérimentation aurait peut-être donné une moyenne, pendant le traitement, inférieure à celle de la période normale ; malheureusement, nous en sommes réduit à ne faire là qu'une simple hypothèse, et cela a contribué encore plus à nous donner un très vif regret de n'avoir pu poursuivre plus longtemps notre expérience.

L'urée a donné une augmentation bien minime dans un cas, mais constante tout de même ; cette augmentation paraîtra plus importante si, tenant compte de ce fait que nos résultats sont exprimés en Az, on la multiplie par le coefficient 2,14 qui donne le poids d'urée correspondant.

L'azote total a toujours subi une augmentation comme

Courbe de l'Acide Urique

8me Série d'Expériences

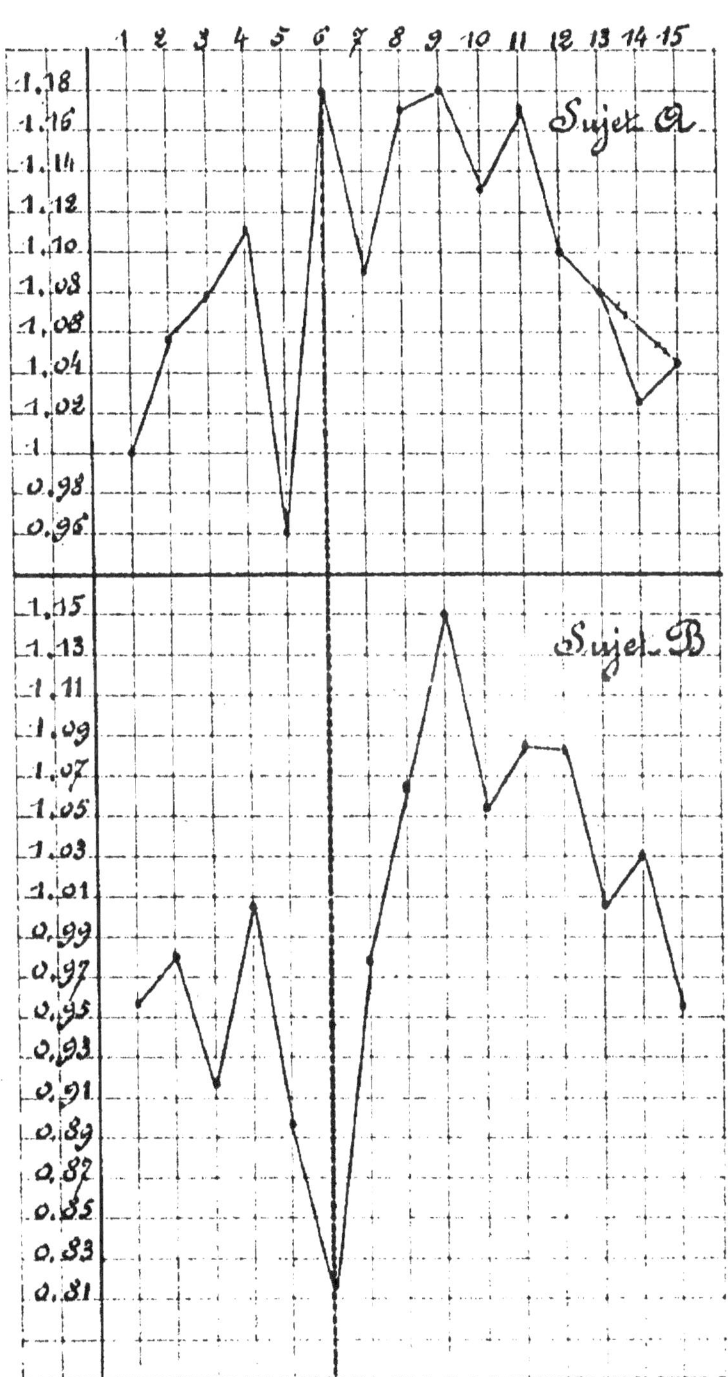

moyenne, mais nous avons dit plus haut ce qu'une analyse plus approfondie de ses résultats nous avait suggéré.

Le carbone total a été dosé seulement dans la deuxième série d'expériences et a donné une moyenne plus élevée chez le sujet B et à peu près égale chez le sujet A, mais dans les deux cas les derniers résultats sont inférieurs au résultat le plus inférieur de la période d'essai et à plus forte raison à la moyenne de cette période d'essai.

Nous avons donc été amené à calculer le coefficient azoturique et le coefficient du carbone total du carbone des matières albuminoïdes détruites. Le premier est supérieur dans les quatre cas pendant le traitement à celui de la période initiale, mais on le voit diminuer dans les premiers jours du traitement d'une façon plus ou moins considérable, suivant les sujets, pour prendre bientôt une valeur plus grande, de façon à donner même une moyenne plus élevée (voir les courbes). Le second n'a pu être calculé que dans la deuxième série d'expériences, car le carbone n'a pas été dosé dans la première. Il augmente d'abord pour diminuer ensuite, ce qui est bien en rapport avec l'action indiquée par les variations du coefficient azoturique, qui doit diminuer lorsque le premier augmente et réciproquement.

Le coefficient azoturique, en effet, donne la mesure de la désassimilation des matières albuminoïdes ; on peut dire avec Bouchard que tout l'azote urinaire a pour origine de l'albumine élaborée, et lorsqu'on veut mesurer l'intensité de la vie, nous dit encore Bouchard, « ce que nous avons à considérer, c'est la destruction de la matière qui vit, de l'albumine » non circulante, mais de l'albumine qui dans les cellules est matière figurée, active, vivante, et qui s'y détruit constamment et fatalement parce que tel est le lot de la matière vivante. Or l'urée est la forme excrémentitielle la plus parfaite de l'albumine ; aussi plus la proportion de l'urée sera grande dans l'élimination de l'azote total, plus la désassimilation sera parfaite ; moins sa proportion sera considérable, laissant place à une plus grande quantité de substances incomplètement oxydées, incomplètement désassimilées, moins la nutrition sera parfaite. Le rapport de l'azote de l'urée à l'azote total, autrefois dénommé coefficient d'oxydation et appelé actuellement rapport azoturique ou mieux coefficient d'utilisation azotée, donne donc des indications sur la qualité de la destruction, de la nutrition autrement dit.

Mais la molécule d'albumine ne se compose pas seulement d'azote, elle renferme une bien plus grande quantité de carbone, et Bouchard nous dit que de même que chez l'homme sain « la nutrition active tend à faire passer tous les corps azotés urinaires à l'état d'urée », de même aussi cette nutrition « tend à dégager l'azote de son carbone, à faire passer le plus possible de carbone par l'intestin ou le poumon ». Il en résulte que plus le rapport du carbone à l'azote diminue dans l'urine, plus la perfection de la désassimilation sera poussée loin. Or si on remplace l'azote de l'urine par le poids de matière albuminoïde détruite correspondant à son élimination, on a le rapport du carbone total aux matières albuminoïdes détruites, qui aura absolument la même signification, de même que si on remplace le poids de matière albuminoïde détruite par le carbone correspondant à cette albuminoïde, le rapport gardera le même sens

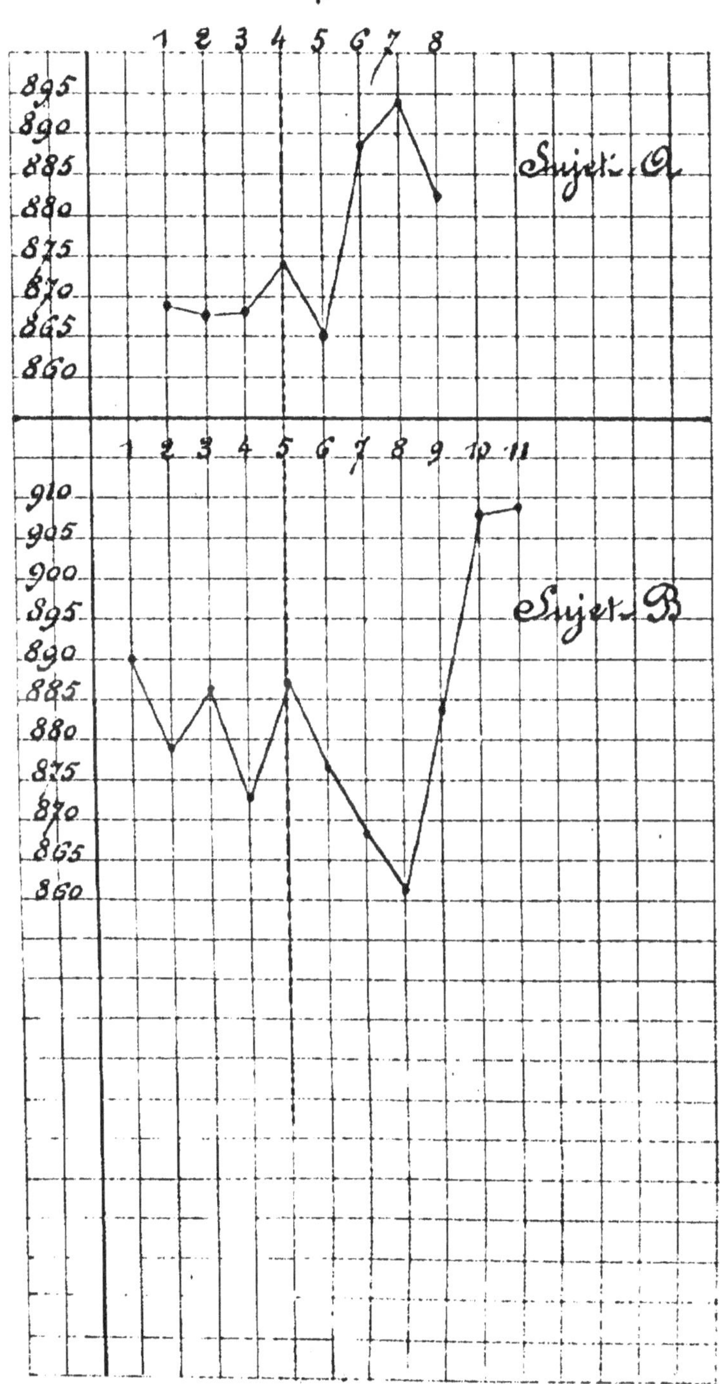

Coefficient Azoturique
(1re Série d'Expériences)
1 2 3 4 5 6 7 8
895
890
885
880
875
870
865
860
Sujet A.
1 2 3 4 5 6 7 8 9 10 11
910
905
900
895
890
885
880
875
870
865
860
Sujet B.

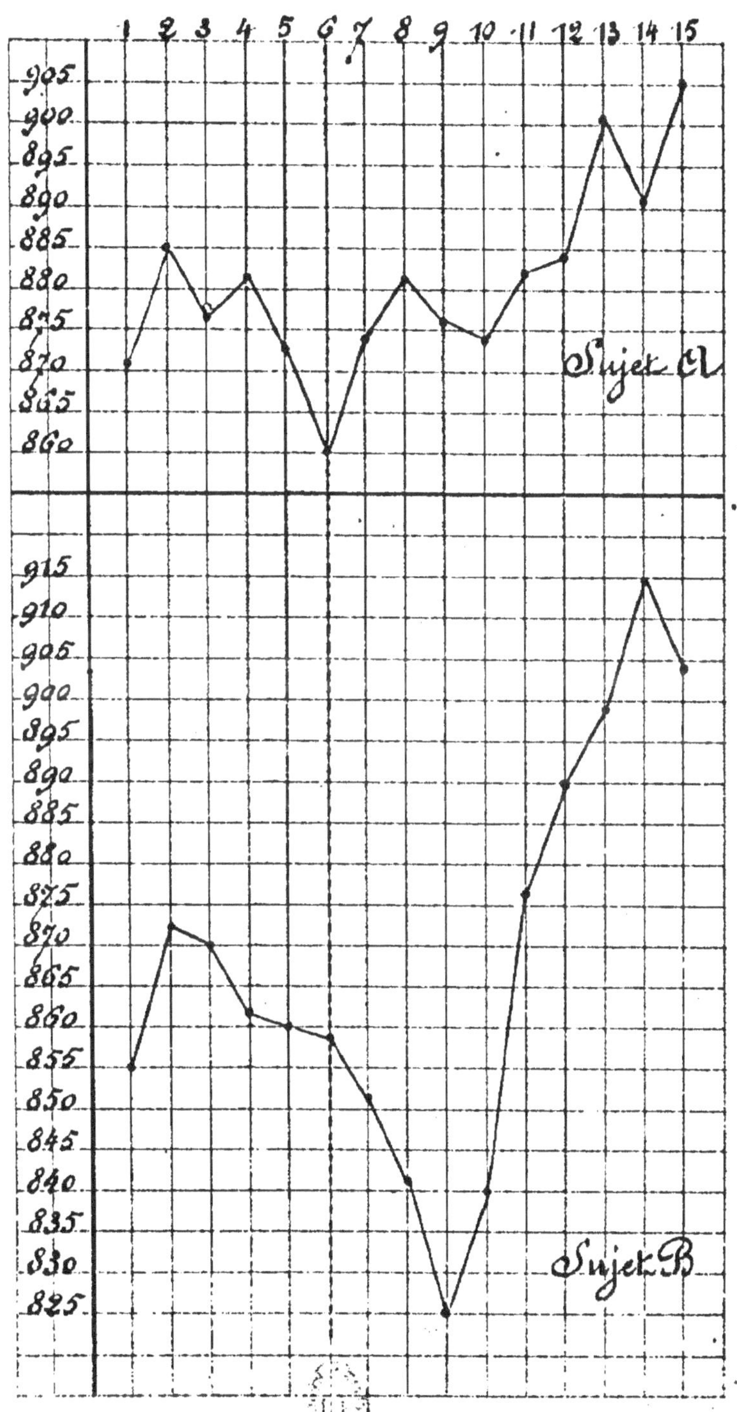

Courbe du Coefficient Azoturique

(2.me Série d'Expériences)

Sujet A

Sujet B

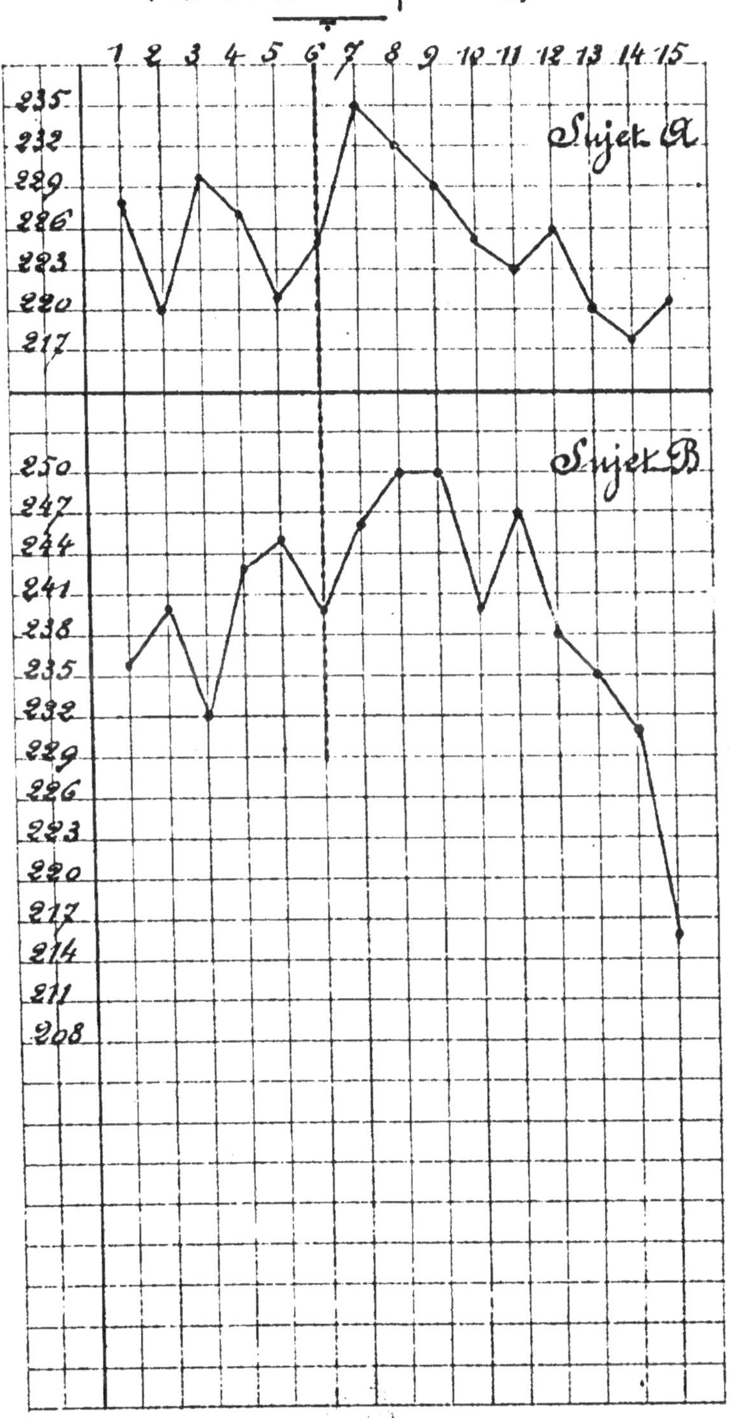

Courbe du Coëfficient du Carbone total au
Carbone des matières Albuminoïdes détruites.
(1re Série d'Expériences)
Sujet A
Sujet B

Renseignements donnés par la Cryoscopie

Nous avons continué l'étude de l'influence de la franklinisation sur la sécrétion urinaire en ajoutant les renseignements que peut donner la cryoscopie.

La cryoscopie est, suivant la définition de Raoult (1),
l'inventeur de cette méthode : « l'étude des corps dissous,
fondée sur l'observation du point de congélation de leur
dissolution ». — En effet, nous savons que toute substance
solide, liquide ou gazeuse, en se dissolvant dans un corps
défini, liquide, capable de se solidifier, en abaisse le point
de solidification, et cela d'autant plus que la solution est
plus concentrée. En supposant un poids d'un corps dissous
dans 100 cc. d'eau, le point d'abaissement de la dissolution
est proportionnel au nombre des molécules de ce corps
dissoutes dans le liquide. En outre, une molécule d'un
corps n'abaisse pas le point de congélation plus que la
molécule d'un autre corps, quelque différence qui puisse
exister entre le poids de la molécule de ces deux corps.
Ainsi il faudrait dissoudre 6000 gr. d'albumine (le poids
de la molécule d'albumine étant de 6000) dans un litre
d'eau par exemple, pour avoir le point de congélation
obtenu par la dissolution de 60 gr. d'urée (le poids de la
molécule d'urée étant de 60) dans le même volume d'eau.

Par conséquent, étant donnée une dissolution d'un seul
corps, la nature de ce dernier étant même inconnue, il suffit

____

(1) Raoult. — Sur les Progrès de la cryoscopie, ou étude du point
de congélation des dissolutions. Grenoble, 1889. ·

4

de prendre son point de congélation pour connaître le nombre de molécules en dissolution.

De plus, lorsque plusieurs substances sont contenues à la fois dans une même solution, l'abaissement du point de congélation de la solution commune égale la somme des abaissements des points de congélation qu'aurait amenés chaque substance dissoute seule. Voilà pourquoi lorsque dans un liquide même complexe, on aura pris le point de congélation, on pourra savoir facilement le nombre de molécules dissoutes dans ce liquide sans avoir aucune indication sur la nature de ces molécules.

Voilà les lois sur lesquelles est basée la cryoscopie.

Pour l'urine, liquide complexe s'il en fût, les lois énoncées précédemment sont applicables, et il est ainsi facile, étant donné le volume de ce liquide éliminé par un sujet, de connaître le nombre de molécules excrétées par lui.

On a ainsi la diurèse moléculaire totale qui exprime le nombre de molécules totales élaborées par l'unité de poids. Pourtant l'observation a montré qu'une cause d'erreur intervient, et cette cause d'erreur est due au chlorure de sodium qu'on trouve en quantité notable dans l'urine ; ce sel, en effet, ne se comporte pas, dans ses dissolutions, comme un corps simple. De nombreuses expériences ont pu déterminer les proportions dans lesquelles ses diverses concentrations dans l'urine abaissent le point de congélation. Or notre but étant de connaître le nombre de molécules élaborées, c'est-à-dire excrétées après avoir subi de la part de l'organisme une élaboration spéciale, il nous a été facile de connaître la diurèse moléculaire vraie en déduisant du nombre total des molécules le nombre des molécules de chlorure de sodium, étant donné que ce dernier, absorbé avec les aliments, passe dans l'organisme sans subir aucune modification, aucune élaboration. Le nombre de molécules trouvé après cette correction et divisé par le poids du sujet donne la « diurèse des molécules élaborées ».

Nous avons recherché la diurèse moléculaire totale (1) et nous l'avons trouvé augmentée chaque fois ; il en a été de même de la diurèse des molécules élaborées.

Tableaux.

---

(1) Les formules par les différentes déterminations sont les suivantes (voir Claude et Balthazar : *La cryoscopie des urines*) :

$$\text{Pour la diurèse molécule totale } \Delta \frac{V}{P}$$

$$\text{Pour la diurèse des molécules élaborées } \delta \frac{V}{P}$$

$$\text{Pour le taux des échanges } \frac{\Delta}{\delta}$$

Δ représente le point de congélation de l'urine ; V le volume d'urine émis par le sujet en vingt-quatre heures.

P représente le poids du corps ; δ l'abaissement du point de congélation dû aux molécules élaborées. Cette dernière valeur est obtenue en retranchant de Δ l'abaissement du point de congélation dû aux chlorures ; elle est fournie par la formule suivante :

$$\delta = \Delta - 0,605 \times p :$$

p étant le poids de chlorures °/₀.

Deuxième Série d'Expériences

SUJET A. — RÉSULTATS OBTENUS PAR LA CRYOSCOPIE

N° d'ordre des Expériences	Volume	Densité	Degré cryoscopique	Diurèse moléculaire totale $\frac{\Delta V}{P}$	Diurèse des molécules élaborées $\frac{\delta V}{P}$	Taux des échanges $\frac{\delta}{\sigma}$	Poids de la molécule élaborée $\frac{KP}{\text{moyenne }\sigma}$
PREMIÈRE PÉRIODE. — *Dosages et épreuves préliminaires avant le traitement.*							
1	2070	1012.8	−0.95	3011	2092	1 45	66 7
2	1500	1018.8	−1.38	2958	2155	1.38	66.7
3	1870	1015	− 1.10	3150	2205	1 42	68.2
4	1800	1015.2	−1.18	3247	2257	1.44	64
5	1580	1016.5	−1.23	2971	2198	1.35	64.8
6	1580	1019.2	- 1.42	3223	2397	1 35	65.4
DEUXIÈME PÉRIODE. — *Dosages et épreuves pendant le traitement par l'électricité statique.*							
7	1800	1015.2	−1.14	3142	2143	1.46	67.2
8	2080	1013 5	− 1.01	3207	2350	1.36	65
9	1840	1015	−1.18	3283	2281	1.45	63
10	2000	1014.1	− 1.08	3308	2327	1.42	64.1
11	1780	1016	−1.24	3308	2506	1.37	64
12	1500	1017.3	− 1.30	3000	2238	1.34	64
13	1900	1014.8	−1.10	3235	2316	1.39	66
14	1420	1018.8	−1.42	3126	2311	1.35	64
15	1770	1015.7	−1.18	3238	2277	1.43	66
Moyenne { avant.	1700			3094	2215	1.39	65.9
Moyenne { pend..	1785			3203	2204	1.39	64.8

SUJET B. — RÉSULTATS OBTENUS PAR LA CRYOSCOPIE

N° d'ordre des Expériences	Volume	Densité à 15°	Degré cryoscopique	Diurèse moléculaire totale $\frac{\Delta V}{P}$	Diurèse des molécules élaborées $\frac{\delta V}{P}$	Taux des échanges $\frac{\delta}{\sigma}$	Poids de la molécule élaborée $\frac{KP}{\text{moyenne }\sigma}$	TRAITEMENT
PREMIÈRE PÉRIODE. — *Dosages et épreuves préliminaires avant le traitement.*								
1	1580	1016	1.16	2695	1975	1.36	67.3	
2	1760	1013 5	0.97	2510	1863	1.34	67.1	
3	1680	1015.5	1.13	2791	1976	1.41	68	
4	1500	1016.3	1 22	2691	1875	1.43	66	
5	2250	1012.7	0 96	3176	2150	1.47	66.8	
6	1500	1016.8	1.21	2669	1941	1 47	68	
DEUXIÈME PÉRIODE. — *Dosages et épreuves pendant le traitement par l'électricité statique.*								
7	1670	1015.3	1.14	2807	2019	1.39	65.8	8'
8	1920	1013	0.97	2755	1760	1.56	70.4	10'
9	1670	1016.5	1.18	2919	1979	1.47	71	11'
10	1900	1014	1.02	2871	2026	1.41	68.1	12'
11	1500	1018.3	1.35	3004	2436	1.42	67.6	14'
12	2080	1014	1.04	3219	2259	1.42	67	15'
13	2000	1013.2	1.01	3005	2053	1.40	65.8	18'
14	1660	1015 2	1.14	2824	2036	1.40	65.8	20'
15	1640	1017	1.29	3157	2325	1.37	64.3	
Moyenne { avant.	1711			2775	1963	1.39	67.2	
Moyenne { pend..	1780			2951	2065	1.43	67 31	

Première Série d'Expériences

SUJET A. — RÉSULTATS OBTENUS PAR LA CRYOSCOPIE

N° d'ordre des Expériences	Volume	Densité	Degré cryoscopique	Ourée moléculaire totale $\frac{\Delta N}{P}$	Ourée des molécules élaborées $\frac{\delta N}{P}$	Taux des échanges $\frac{\Delta}{\delta}$	Poids de la Molécule élaborée moyenne $\frac{KP}{\delta}$	Durée du traitement
PREMIÈRE PÉRIODE. — Dosages et épreuves préliminaires avant le traitement.								
5	1500	1017	−1.20	2727	2045	1.33	68.7	
6	1050	1022	−1.60	2545	1877	1.35	67	
7	1680	1015.2	−1.06	2698	2138	1.26	67.5	
8	1550	1017.3	−1.18	2771	2066	1.34	71.6	
DEUXIÈME PÉRIODE. — Dosages et épreuves pendant le traitement par l'électricité statique.								
9	1330	1019.2	−1.40	2821	2054	1.37	67.4	5
10	1450	1017.8	−1.28	2812	2065	1.36	67.8	10
11	1000	1023.5	−1.73	2621	2003	1.36	64.3	15
12	1100	1023	−1.66	2766	2066	1.34	66.8	20
Moyennes Avant	1445			2685	2031	1.32	68.7	
Moyennes Pendant	1220			2775	2047	1.35	66.5	

SUJET B. — RÉSULTATS OBTENUS PAR LA CRYOSCOPIE

N° d'ordre des Expériences	Volume	Densité	Degré cryoscopique	Ourée moléculaire totale $\frac{\Delta N}{P}$	Ourée des molécules élaborées $\frac{\delta N}{P}$	Taux des échanges $\frac{\Delta}{\delta}$	Poids de la Molécule élaborée moyenne $\frac{KP}{\delta}$	Durée du traitement
PREMIÈRE PÉRIODE. — Dosages et épreuves préliminaires avant le traitement.								
1	1070	1027	−1.97	3099	2203	1.34	66.8	
2	930	1033	−2.48	3388	2420	1.40	65.5	
3	1050	1030	−2.24	3458	2548	1.32	64.9	
4	1010	1030	−2.20	3360	2508	1.34	65.8	
5	1000	1032.2	−2.39	3514	2602	1.36	65.2	
DEUXIÈME PÉRIODE. — Dosages et épreuves pendant le traitement par l'électricité statique.								
6	870	1033.7	−2.51	3192	2315	1.38	65.9	5
7	910	1034.3	−2.53	3385	2529	1.33	65.4	10
8	930	1034	−2.52	3446	2612	1.32	65.5	15
9	1000	1033	−2.49	3660	2540	1.45	66	20
10	900	1035	−2.60	3441	2534	1.36	65.7	20
11	950	1033.7	−2.49	3477	2570	1.36	65.6	25
Moyennes Avant	1018			3364	2456	1.35	65.6	
Moyennes Pendant	926			3433	2514	1.37	65.5	

Le taux des échanges a également subi une augmentation, sauf dans un cas où il n'a pas varié ; ce taux, qui, d'après certains auteurs, a une importance considérable dans la mesure de la circulation rénale, à cause de certains états pathologiques, les cardiopathies par exemple, n'a ici pour nous qu'un intérêt relatif ; augmenté, il indique une circulation rénale plus active.

Mais si la détermination du taux des échanges a pour nous une importance relative, il n'en est pas de même de la détermination du poids de la molécule élaborée moyenne.

Jusqu'ici la cryoscopie nous a donné des indications quantitatives seulement dans les échanges internes de nos cellules et a montré qu'il y a eu élaboration plus grande de matériaux et partant activité plus intense dans la vie cellulaire. Nous allons lui demander maintenant des indications qualitatives ; il nous importe, en effet, beaucoup de savoir qu'un plus grand nombre de molécules a été élaboré, que l'albumine fixe, comme l'appelle Bouchard, a travaillé davantage, mais plus encore d'apprendre quelle a été la nature de ces molécules et la qualité de ce travail.

Si on passe en revue la série des substances constitutives de l'urine, on arrive à la conclusion à laquelle est arrivé Bouchard, à savoir que « la destruction normale de la matière azotée multiplie graduellement les molécules dérivées de cette matière ; que dans ces molécules la proportion du carbone uni à l'azote va en diminuant graduellement », ce qui se traduit par des molécules moins lourdes, le dernier terme de désassimilation des matières albuminoïdes étant l'urée, dont le poids moléculaire est à peine de 60 (l'urée est, en effet, de tous les composés de l'urine, celui dont le poids moléculaire est le plus faible). Par conséquent, plus la nutrition sera parfaite, plus le poids moléculaire moyen des substances élaborées se rapprochera de 60 ; c'est un renseignement que pourra nous donner la cryoscopie, si nous savons quel est le poids des substances élaborées.

Ce poids peut être obtenu, soit en pesant l'extrait sec, soit en multipliant par 2.26 les deux derniers chiffres qui expriment la densité, ou les trois derniers quand, au lieu de se contenter de prendre la densité en millièmes comme dans 1.011 par exemple, on l'a prise en dix millièmes comme dans 1.015,6. Aucune de ces deux méthodes n'est absolument exacte, mais nous avons dû en prendre une, la seconde, parce que devant opérer des comparaisons, il nous paraissait plus logique de multiplier par un chiffre toujours constant, l'élément d'erreur étant toujours à peu près le même, tandis qu'il varie davantage d'une urine à l'autre par la détermination du poids de l'extrait sec.

Nous avons déterminé, selon les indications de Bouchard (1), le poids de la molécule élaborée moyenne ; nous ferons remarquer, en passant, que dans presque tous les cas, nous avons eu, soit avant, soit pendant le traitement, une moyenne inférieure à celle que Bouchard nous a indiquée comme étant la moyenne des sujets normaux. A quoi cela tient-il ? Nous ne saurions le dire, nous avons toujours procédé de la même façon ; notre thermomètre qui nous a servi à déterminer le zéro avait

---

(1) Cette formule est la suivante : $M = \dfrac{KP}{\delta}$. M représente le poids moléculaire ; P, le poids des substances élaborées en dissolution dans un litre d'urine. On obtient P en multipliant les deux derniers chiffres de la densité par 2.26 et en retranchant du produit le poids de NaCl contenu dans le litre d'urine. K est une constante : 18,5. δ est obtenu comme ci-dessus.

été vérifié, la densité soigneusement prise ; nous nous demandons si ces résultats, que nous avons obtenus assez faibles aussi dans la détermination de la diurèse moléculaire totale, ainsi que dans la diurèse des molécules élaborées, ne seraient pas dus peut-être à un autre élément d'erreur encore inconnu.

Nous donnons les résultats tels que nous les avons obtenus, et nous avons remarqué une diminution du poids de la molécule élaborée moyenne dans deux cas (voir les courbes) ; pour les autres, nous trouvons le même résultat dans un cas, et une légère augmentation dans l'autre ; mais, pour ce dernier, ce n'est qu'une apparence, car si, en effet, les premiers jours le poids a augmenté, il n'a pas tardé à diminuer, et il était le dernier jour à un taux moins élevé que le plus inférieur de ceux de la période préliminaire.

Renseignements obtenus par la toxicité urinaire

L'organisme se débarrasse continuellement par l'urine d'une foule de produits, quelques-uns minéraux, comme les sels de potassium, la plupart organiques, de combinaison moléculaire complexe et indéterminée, qu'on ne peut doser dans l'urine, mais qui manifestent bruyamment leur présence quand ils sont accumulés à la suite d'une insuffisance rénale prolongée en donnant lieu aux accidents si redoutables de l'urémie. Ces poisons, car ce sont de véritables poisons, sont le produit de l'activité vitale de la cellule et proviennent de la désassimilation de la matière azotée, de l'albumine de la cellule elle-même ;

Poids de la Molécule Élaborée Moyenne

(1ʳᵉ Série d'Expériences)

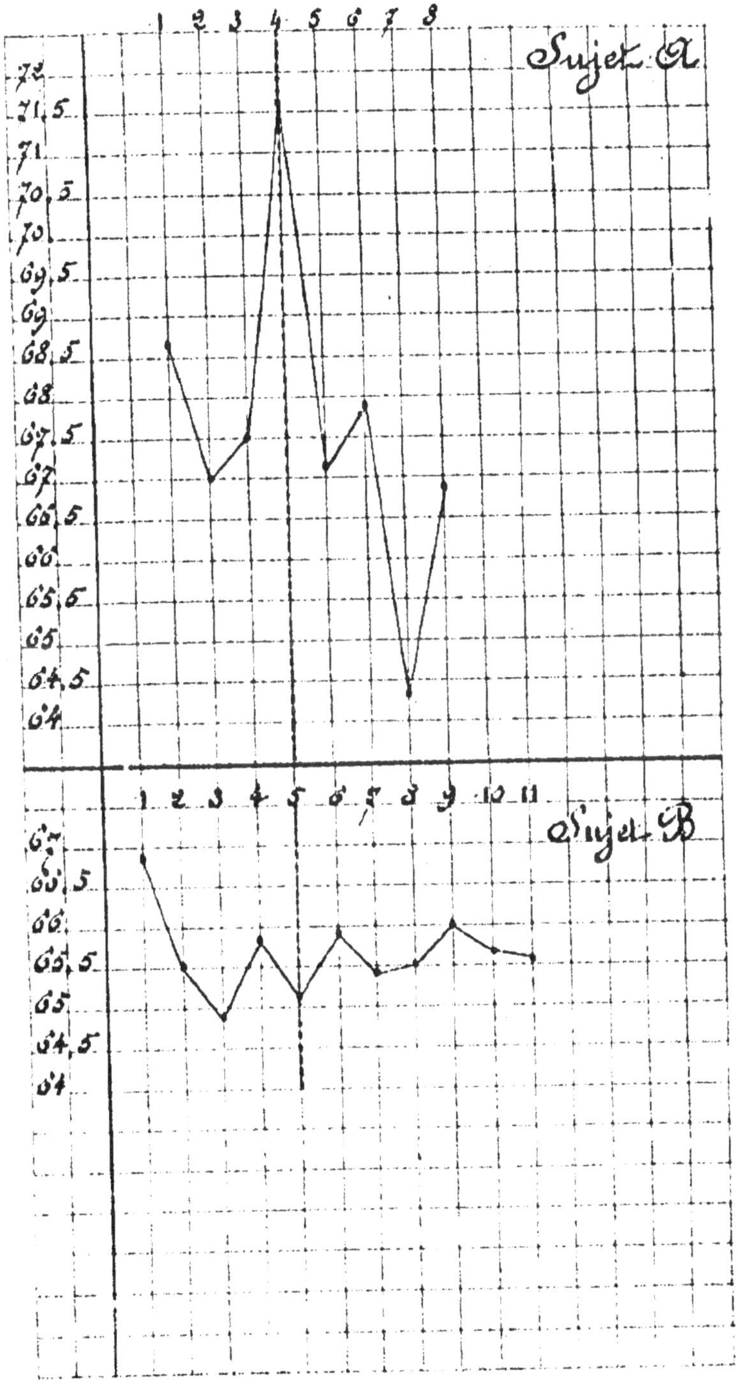

Sujet A

Sujet B

Courbe de la Molécule Élaborée Moyenne

$$=$$

(2ᵐᵉ Série d'Expériences)

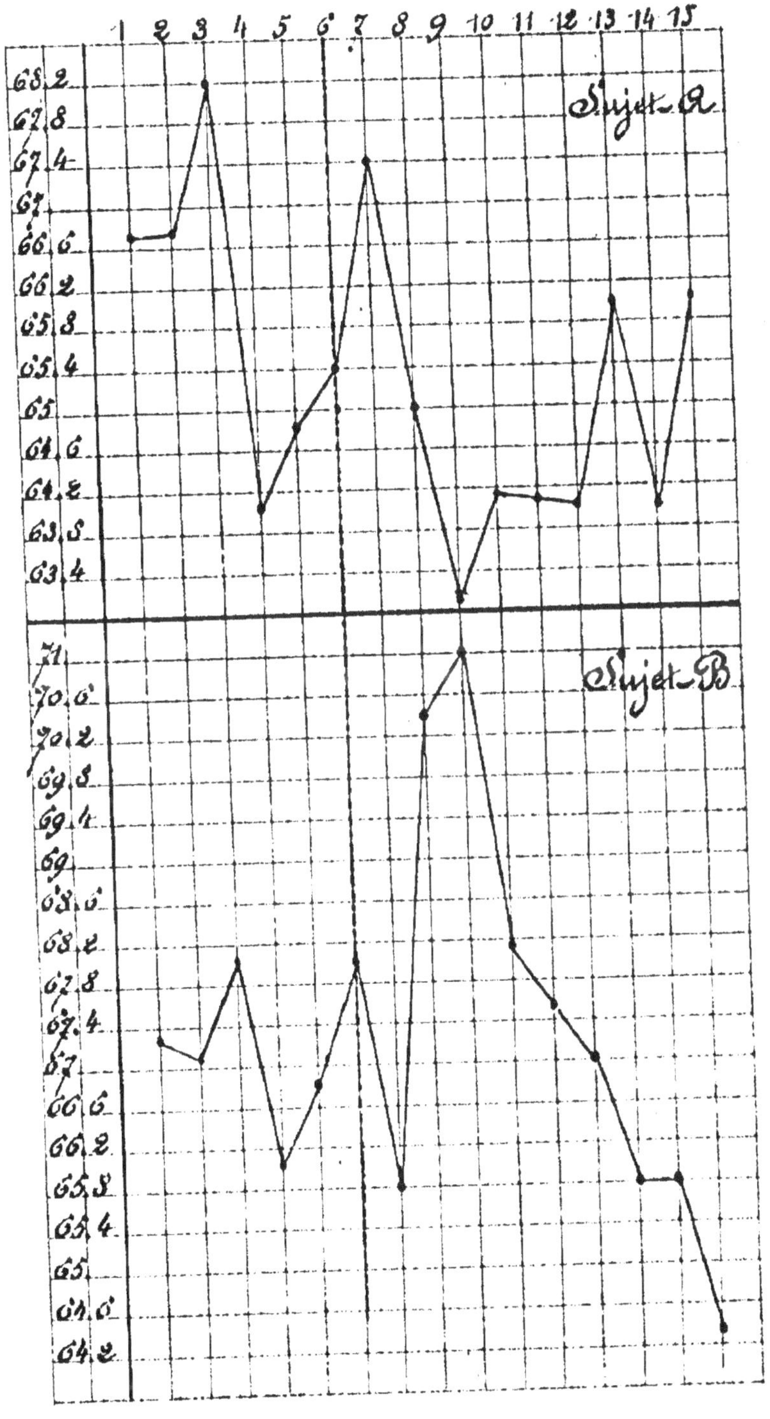

il suffit que toute cellule soit active pour qu'elle soit sou-
mise à cette loi ; aussi plus l'activité de la cellule sera
grande, plus la quantité de poisons éliminés par elle sera
considérable. Quelle est l'époque de la vie où l'activité
cellulaire de l'homme est au maximum, si ce n'est l'époque pendant laquelle où non seulement il doit assimiler et
désassimiler pour entretenir ses organes, remplacer
l'albumine brûlée, mais encore où il doit produire d'autre
albumine pour suffire au développement encore incom-
plet de ses organes ? C'est, en effet, à ce moment qu'il
fabrique le plus de poisons, c'est le moment où son coefficient urotoxique est le plus élevé. Les recherches
de M. Charrin (1) et surtout de MM. Lannelongue et
Gaillard (2) ont montré, en effet, que le coefficient
urotoxique de l'enfant (0.533) est bien plus grand que
celui de l'adulte (0.156). Ces derniers auteurs avaient
conclu à une toxicité moindre, parce que la quantité
d'urine d'enfant nécessaire pour tuer un kilog de lapin
était inférieure à celle de l'homme pour tuer un même
poids de ce même animal. Cela donnait, en effet, chez
l'enfant par vingt-quatre heures un nombre d'urotoxies
moins considérable. Mais ce n'est pas tant le nombre
d'urotoxies éliminé par un individu que le nombre d'urotoxies excrété par un kilog de cet individu qu'il faut considérer et le coefficient urotoxique qu'ils ont trouvé supérieur chez l'enfant indique suffisamment que *proportion-
nellement à son poids l'enfant sain a une urine plus toxique que le sujet adulte.*

La cellule, donc, fabrique des poisons, pourrait-on
dire, d'une façon proportionnelle à son intensité vitale,

---

(1) *Semaine médicale*, année 1895, p. 361.
(2) *Semaine médicale*, année 1899, p. 219.

mais en supposant qu'elle fonctionne bien ; si elle travaille mal, si ses échanges sont ralentis et son élaboration moins parfaite, il en résultera aussi une fabrication de poisons, mais de cause différente. « A mesure que le processus de destruction s'avance, dit Bouchard, la molécule se multiplie et devient moins toxique. » Mais si ce processus subit un arrêt ou un ralentissement dans la destruction, elle apporte un coefficient nouveau dans l'augmentation de la toxicité. Il en résulte que la cellule élimine les poisons, parce qu'elle travaille, et qu'elle peut éliminer d'autres poisons, parce que son travail peut être imparfait.

On prend la toxicité d'une urine en l'injectant dans les veines d'un animal, qui est la plupart du temps le lapin, jusqu'à ce que l'animal succombe tué par les poisons contenus dans l'urine. Nous avons opéré, en effet, sur des lapins, dont le poids variait à peine entre 1 kilog 800 et 2 kilogs, en leur injectant l'urine dans la veine auriculaire à l'aide d'un appareil à pression constante (13 mm. de Hg) et avec une vitesse constante de 10 cc. par minute. L'urine n'avait subi aucun apprêt, c'est-à-dire pas de neutralisation ni de dilution ; nous ne l'avions pas, non plus, rendue incoagulable, elle était soigneusement filtrée.

En outre, nous avons recherché la toxicité sans prendre deux échantillons distincts, celui de la nuit et celui du jour, mais en prenant le mélange parfait des urines des vingt-quatre heures.

Nous avons ainsi trouvé, sans nous occuper du nombre d'urotoxies, qui en lui-même ne donne aucun renseignement important, que le coefficient urotoxique a augmenté d'une façon très notable pour le sujet A de la première série, a subi aussi une légère augmentation pour le sujet A de la deuxième série.

Quant au sujet B des deux séries (il ne faut pas oublier que c'est là un seul et unique sujet), il a eu un coefficient urotoxique fortement diminué, et cela à chaque traitement, en juillet comme en novembre.

Il ne faudrait pas s'étonner de voir une différence si considérable entre le coefficient urotoxique normal du mois de juillet et celui du mois de novembre ; en effet, cette différence est due à la concentration inégale de l'urine dans les deux séries d'expériences : la moyenne, dans un cas, est en effet de 1018 cc. et dans l'autre de 1711 cc., et cela résulte des recherches de Bouchard (1).

Nous savons, en effet, qu'un élément très important dans la toxicité d'une urine réside dans sa concentration et une même quantité de poison contenue dans 1000 cc. d'urine donnera une toxicité plus grande que la même quantité contenue dans 1.800 cc.

Tableaux.

____

(1) *Traité de pathologie générale* de Bouchard, t. III, première partie, pages 236 et 237.

DÉTERMINATION UROTOXIQUE

PREMIÈRE SÉRIE D'EXPÉRIENCES

Première Période. — *Dosages et épreuves préliminaires avant le traitement.*

Deuxième Période. — *Dosages et épreuves pendant le traitement par l'électricité statique.*

Sujet A					Sujet B				
N° d'ordre des Expériences	Volume	Nombre d'urotoxies en 24 heures	Coefficient urotoxique	Traitement	N° d'ordre des Expériences	Volume	Nombre d'urotoxies en 24 heures	Coefficient urotoxique	Traitement
1	1530	18.17	0.275		1	1070	31.63	0.465	
2	1050	19.26	0.292		2	950	33.4	0.591	
3	1680	19.55	0.294		3	1050	33.6	0.494	
4	1550	17.35	0.263		4	1650	26.7	0.392	
					5	1000	30.6	0.450	
5	1330	29.26	0.343	5					
6	1450	21.25	0.321	10	6	870	31.45	0.462	5
7	1000	16.70	0.254	15	7	910	25.61	0.376	10
8	1100	22.77	0.345	20	8	930	21.24	0.312	15
					9	1000	28	0.412	20
					10	900	25.32	0.372	20
					11	950	26.17	0.385	25
Moyenne Avant	1455	18.55	0.281			1018	31.33	0.458	
Moyenne Pendant	1290	22.49	0.343			926	26.30	0.386	

DEUXIÈME SÉRIE D'EXPÉRIENCES

Première Période. — *Dosages et épreuves préliminaires avant le traitement.*

Deuxième Période. — *Dosages et épreuves pendant le traitement par l'électricité statique.*

N° d'ordre des Expériences	Sujet A			Sujet B			
	Volume	Nombre d'urotoxies en 24 heures	Coefficient urotoxique	Volume d'urine	Nombre d'urotoxies en 24 heures	Coefficient urotoxique	Traitement
1	2070	10.56	0.16	1590	18.08	0.26	
2	1400	16.66	0.25	1760	15.04	0.22	
3	1870	13.65	0.20	1680	31.22	0.45	
4	1840	18	0.27	1500	15.24	0.22	
5	1580	17	0.26	2250	24.06	0.35	
6	1480	14.36	0.21	1500	17.85	0.26	
7	1800	17.14	0.26	1670	14.83	0.21	8
8	2080	11.75	0.17	1920	17.35	0.25	10
9	1820	12.55	0.19	1670	14.65	0.21	11
10	2060			1960	13.40	0.19	12
11	1780	14.71	0.22	1500	17.92	0.26	12
12	1500	18.52	0.28	2080	16.14	0.24	15
13	1900	17.11	0.26	2000	15.61	0.23	15
14	1420	15.95	0.24	1660	16.94	0.25	18
15	1770	18.83	0.29	1640	18	0.27	20
Moyenne Avant	1700	15.04	0.225	1711	20.25	0.29	
Moyenne Pendant	1785	15.82	0.254	1780	16.05	0.23	

Enfin si on applique aux résultats obtenus les principes que nous avons énoncés précédemment, nous constatons que le sujet A des 2 expériences, qui étaient des sujets sains non atteints de ralentissement de la nutrition, ont vu la toxicité de leur urine augmentée, car leurs cellules ont travaillé davantage, et comme celles-ci élaborent d'une façon normale, la toxicité ne pouvait diminuer ; la diminution n'aurait pu agir que par diminution ou suppression d'éléments en temps ordinaire imparfaitement élaborés.

Au contraire, le sujet B, avons-nous dit, est un ralenti de la nutrition, et si d'un côté il devait voir la toxicité de son urine augmenter de par une activité cellulaire plus intense, néanmoins il devait la voir diminuer d'un autre côté de par l'élaboration plus parfaite et la désassimilation plus complète des produits azotés : cette dernière influence a été plus considérable et l'a, par conséquent, emporté sur la première.

Si jusqu'à ce moment, en parlant de la toxicité des urines, nous n'avons pas fait intervenir la part qui revient à certains sels métalliques, c'est que, tout d'abord, ces substances entrent pour un coefficient bien inférieur à celui des substances organiques dans la toxicité et ensuite que ce coefficient est bien peu variable et ne peut en rien influencer les variations que nos expériences nous ont indiquées.

Nous ferons remarquer que le coefficient urotoxique obtenu dans nos expériences est inférieur à celui de Bouchard : cela tient à ce que les urines du jour mêlées à celles de la nuit neutralisent, en quelque sorte, une partie de leur toxicité ; de telle manière que si en prenant la toxicité séparée des urines du jour et de celles de la nuit on obtient 0,465 comme coefficient urotoxique normal, on n'obtient plus que 0,320 environ quand on prélève pour faire la toxicité un échantillon sur le mélange des urines.

IV

DISCUSSION

Ainsi, pouvons-nous dire, dans les conditions expérimentales dans lesquelles nous nous sommes placé, nous avons obtenu quelques résultats. Nous ne pouvons dire que l'organisme ait été puissamment influencé, comme nous l'avions trouvé pour les courants de haute fréquence ; mais nous savons que l'action de l'électricité statique est lente, mais, quoique lente, elle est constatable.

Nous n'interpréterons les résultats de la première série d'expériences que parce qu'ils corroborent parfaitement les résultats de la deuxième série ; les moyennes sur lesquelles ils sont basés, surtout pour le sujet A, ne sont pas aussi rigoureuses, c'est-à-dire qu'elles ne reposent pas sur un nombre d'analyses aussi important.

Si l'homme sain, en effet, soumis à un régime inflexible, avait par ce fait une excrétion invariable, les quatre analyses de chaque période auraient suffi pour le sujet en question ; mais des influences nombreuses et diverses font modifier les échanges et varier les sécrétions. Qu'on veuille bien se rapporter aux variations trouvées dans le volume des urines et on trouvera par exemple des chiffres allant d'un extrême à l'autre : on voit 2,250 cc. un jour et 1,500 cc. le lendemain. Les influences extérieures (état hygrométrique, température), comme les influences inhérentes au sujet lui-même (travail intellectuel, travail physique, action du système nerveux), ne peuvent être limitées aux mêmes doses et sont éminemment variables.

Le seul moyen d'en atténuer le fâcheux effet sur des expérimentations du genre des nôtres, est de prendre la moyenne d'élimination de plusieurs jours ; de cette sorte, les effets perturbateurs se compensent, se neutralisent et l'erreur est d'autant plus atténuée que le nombre de jours fournissant la moyenne est plus considérable.

Voilà pourquoi, n'y aurait-il en d'autres raisons, le fait seul d'une moyenne portant sur un très petit nombre de jours suffit pour que nous puissions douter des résultats obtenus par M. Damian et par Truchot. Mais des moyennes suffisantes une fois établies, leurs différences sont de la plus grande valeur, si l'expérimentation a été bien faite. C'est cette raison qui nous a déterminé à faire en novembre une nouvelle série d'expériences auxquelles nous aurons plus foi, car la moyenne de l'élimination normale repose sur 6 jours d'analyse, et celle de l'élimination pendant le traitement porte sur neuf jours d'analyse.

On peut dire d'une façon générale que, sauf pour les phosphates, tous les éléments ont été légèrement augmentés chez le sujet A et plus considérablement chez le sujet B ; la cryoscopie en fait foi, car elle nous a donné, en effet, un nombre de molécules élaborées plus considérable dans les quatre cas et relativement plus grand pour ce même sujet B. D'une façon générale, on peut conclure que les variations des éléments dans un même cas ont été parallèles, c'est-à-dire proportionnelles à la quantité normale de ces éléments.

Enfin, ce qui nous paraît intéressant à signaler, ce sont

les variations de l'acide urique, du carbone total et du poids de la molécule élaborée moyenne d'un côté et de l'autre, celles du coefficient azoturique et du rapport du carbone total au carbone des matières albuminoïdes détruites.

Les trois premiers résultats s'élèvent, en effet, pendant les premiers jours du traitement, pour diminuer ensuite jusqu'à la fin de l'expérimentation : inversement, les deux autres (coefficient azoturique et rapport du carbone total à celui de l'albumine détruite) ont diminué d'abord pour augmenter ensuite jusqu'à la fin ; or cette augmentation des uns et cette diminution des autres dans les premiers jours de traitement, suivies d'une variation inverse dans les jours suivants, donnent lieu à une seule et même interprétation, puisque, d'après ce que nous en avons vu, la diminution des uns va nécessairement avec l'augmentation des autres. Il aurait donc semblé que l'influence des premiers bains aurait été de donner un coup de fouet à l'organisme pour l'aider à éliminer des produits incomplètement élaborés et dont la cellule encombrée ne se débarrassait auparavant qu'avec peine. Cet encombrement disparaissant, peu à peu l'acide urique, le carbone total et le poids de la molécule élaborée moyenne diminuent ; cela est surtout vrai pour le sujet B, et semble corroborer les résultats de certains expérimentateurs ayant obtenu des décharges d'acide urique chez des goutteux sous l'influence de l'électrisation statique.

Nous avons suffisamment expliqué les variations de la toxicité et nous en avons conclu que l'augmentation chez les uns était due à une activité plus grande de la cellule, et la diminution chez les autres à la diminution considérable des produits incomplètement désassimilés.

Remarquons, en outre, que l'action stimulante sur le

sujet B, que nous avons montré comme un ralenti de la nutrition, a été plus grande que chez les autres; ce n'était pas là, nous dira M. Yvon, un sujet physiologique, et cela nous le lui concédons volontiers.

Néanmoins, l'être physiologique, si on veut donner au mot physiologique sa définition rigoureuse, existe-t-il? Nous croyons qu'il serait assez rare de le trouver. Voilà pourquoi nous sommes convaincu qu'un sujet quelconque, en bonne santé habituelle, retirera du traitement statique un bénéfice réel au point de vue de sa nutrition. D'ailleurs, on ne saurait oublier que ces effets sont subordonnés aux conditions expérimentales.

CONCLUSIONS

Il résulte de ce travail que, de même que les végétaux et les animaux, l'homme n'est pas insensible à l'électrisation statique.

Les effets sur un sujet donné sont subordonnés aux conditions expérimentales dans lesquelles on se place et, en outre, chaque sujet réagit à sa façon. Néanmoins, on peut poser les conclusions plus générales suivantes :

1° La vie cellulaire est stimulée et le travail de la cellule augmenté.

2° La désassimilation de l'albumine est plus complète et la nutrition de la cellule perfectionnée.

BIBLIOGRAPHIE

BERTHOLON (l'abbé). — De l'électricité du corps humain dans l'état de santé et de maladie. Paris, 1780.

BOUCHARD. — Traité de pathologie générale, tome III, première partie.

CHARRIN. — Toxicité de l'urine du nouveau-né, avril 1895.

CLAUDE ET BALTHAZARD. — La cryoscopie des urines, 1901.

DAMIAN. — Etude sur l'action physiologique de l'électricité statique. Thèse de Lyon, 1889.

DENOYEZ, MARTRE ET ROUVIÈRE. — Action des courants de haute fréquence sur la sécrétion urinaire. Première note à l'Académie des sciences, in C. R., 1ᵉʳ juillet 1901. Deuxième note, C. R., 15 juillet. Mémoire in Archives d'électricité médicale, octobre et novembre 1901.

DESGREZ. — Dosage du carbone dans l'urine. — Mémoire et compte rendu de la Société de biologie, 1874.

DIGNAT. — De l'influence du bain statique sur la tension du pouls. Archives d'électricité médicale, 1894 et 1895.

ENGEL ET MOITESSIER. — Traité élémentaire de chimie biologique, pathologique et clinique.

GAUTIER. — Nouvelle machine à frottement pour la production de l'ozone. — Utilité du franklinisme. — *Revue internationale d'électrothérapie*, tome II (1891-92).

LAGRANGE. — Nouveaux essais d'électroculture, *Revue scientifique*, 18 février 1892.

LANNELONGUE ET GAILLARD. — Sur la toxicité urinaire de l'enfant, *Semaine médicale*, 1899, page 210.

LABAT. — Conférences sur l'électro-biologie. *Revue internationale d'électrothérapie.*

LUVINI. — Applications de l'électricité à l'agriculture. — Comptes rendus de la *Revue générale des sciences*, 1890.

MAZARS DE CAZELES. — Mémoires sur l'électricité médicale, 1780, 1782, 1785.

MARAT. — Mémoire sur l'électricité médicale.

MASSY. — Etude clinique et thérapeutique sur l'électrisation statique ou franklinisation. — *Revue internationale d'électrothérapie*, avril 1895.

MAUDUYT. — Mémoire sur les différentes manières d'administrer l'électricité et observation sur les divers effets que ces moyens ont produits, 1783.

MOITESSIER. — *Montpellier médical*, tome VIII, 1899.

MORTON (W. J.). — Compte rendu des travaux du 3e Congrès de l'Association américaine d'électrothérapie. Archives d'électricité médicale, 1893. — Leçon clinique sur l'électricité statique. *The Post-Graduate*, août 1894.

—   Rapide coup d'œil sur les applications médicales de l'électricité (Transactions of the Am. Inst. of électr. eng., novembre 1893).

NOLLET (Abbé). — Mémoire à l'Académie des sciences (1745).

—   Essai sur l'électricité des corps (1746).

—   Recueil de leçons sur l'électricité (1753).

STIEPANOW. — De l'action physiologique et thérapeutique de l'électricité statique sur le corps humain ; observations faites dans le service de Drosdoff (maladies nerveuses, à Saint-Pétersbourg).

TRUCHOT. — Etude expérimentale de l'action de l'électrisation statique sur les combustions intra-organiques. Archives d'électricité médicale, 1894.

VIEILLARD. — Essai de sémiologie urinaire.

VIGOUROUX. — Sur le traitement des maladies par ralentissement de nutrition. Archives d'électricité médicale, 1896.

VILLE. — Travaux pratiques de chimie biologique.

YVON. — Influence de l'électricité statique sur l'organisme à l'état normal. Archives d'électricité médicale, 1900.